偏瘫康复实训图解

（供康复治疗技术专业使用）

左天香　著

东南大学出版社
SOUTHEAST UNIVERSITY PRESS

·南京·

图书在版编目(CIP)数据

偏瘫康复实训图解 / 左天香著. — 南京 :东南大
学出版社,2021.12 (2024.7重印)

ISBN 978 - 7 - 5641 - 9838 - 1

Ⅰ. ①偏… Ⅱ. ①左… Ⅲ. ①偏瘫-康复训练-图解
Ⅳ. ①R742.309 - 64

中国版本图书馆 CIP 数据核字(2021)第 245956 号

责任编辑:胡中正　责任校对:张万莹　封面设计:毕　真　责任印制:周荣虎

偏瘫康复实训图解

著　　者	左天香	
出版发行	东南大学出版社	
社　　址	南京四牌楼 2 号　邮编:210096　电话:025 - 83793330	
网　　址	http://www.seupress.com	
电子邮件	press@seupress.com	
经　　销	全国各地新华书店	
印　　刷	南京玉河印刷厂	
开　　本	787 mm×1 092 mm　1/16	
印　　张	8.25	
字　　数	200 千字	
版　　次	2021 年 12 月第 1 版	
印　　次	2024 年 7 月第 2 次印刷	
书　　号	ISBN 978 - 7 - 5641 - 9838 - 1	
定　　价	40.00 元	

＊ 本社图书若有印装质量问题,请直接与营销部调换。电话(传真):025 - 83791830。

前　言

　　随着科学技术的发展及医疗水平的提高,中风的死亡率有所下降,但致残率很高,将给患者、照顾者及社会带来严重的负担。我每天都要面对中风偏瘫患者,他们有些需要长期卧床。可能是听到身边的人说:"你以后要坐轮椅了!"很多患者及家属对中风充满着恐惧。

　　中风的治疗不像某些骨科疾病的治疗那么快捷有效,它是一项长期康复工程,需要投入大量的时间与精力,才能达到理想的效果。我们相信功夫不负有心人,康复治疗师将与你共同度过这段艰难的日子。只要中风患者能依照治疗师的指导,持之以恒,积极参与治疗,进行正确的肢体康复训练,并伴有照顾者的鼓励,就依然有再次站起的希望。

　　我希望借着这本书,将中风后的康复过程、运动方法及照顾技巧等介绍给中风患者和照顾者,让大众能更好地了解康复治疗师在中风治疗过程中所扮演的重要的、独有的角色。此书除了介绍常见的运动治疗方法外,还介绍了其他的刺激手法、步行姿势改善的方法以及日常生活能力(ADL)训练等,希望中风患者或其照顾者都能学到一些基本治疗方法。

　　作为康复治疗师,我们的双手能减轻疼痛、抚慰伤处;我们的眼睛不只看见无力的腿或者麻痹的手,更看见病人从肢体到心灵各方面的需要;我们的耳朵能听见病人的呻吟,更能听见病人取得一点儿进步时发自内心的微笑;我们的嘴说出的不是空洞的话,而是传递关爱与尊重的语言;我们的思想能持续意识到自己可以尽最大的努力做得更好,学无止境。我们时刻提醒自己,康复是一个能让患者受到鼓励,给人信心和希望的工作。

　　最后,感谢安徽省高校学科拔尖人才学术资助项目(gxbjZD2020111)对本书出版的大力支持。

左天香

2021 年 2 月 18 日于芜湖

目　录

第一章　偏瘫不同体位康复训练图解 ·········· 1

第一节　偏瘫急性期床上训练内容和方法 ·········· 1

第二节　床上训练内容与方法 ·········· 14

第三节　坐位训练内容与方法 ·········· 34

第四节　从坐位到立位训练内容与方法 ·········· 48

第五节　步行训练 ·········· 69

第二章　偏瘫患者上肢功能康复训练图解 ·········· 81

第一节　肩胛带运动控制训练 ·········· 81

第二节　抑制上肢痉挛训练 ·········· 86

第三节　上肢分离运动诱发训练 ·········· 91

第四节　手指屈曲痉挛抑制法 ·········· 97

第五节　上肢功能其他训练方法 ·········· 101

第三章　偏瘫患者日常生活活动训练图解 ·········· 107

第一节　更衣训练 ·········· 107

第二节　进食训练 ·········· 112

第三节　个人卫生训练 ·········· 113

第四节　转移训练 ·········· 115

第五节　上、下楼梯训练 ·········· 121

第六节　家务劳动训练 ·········· 124

第一章　偏瘫不同体位康复训练图解

不同程度的中风患者,康复治疗及训练方式方法大不相同。例如一个卧床患者与一个已能自己站立的患者训练的重点及方向就有很大差别:前者训练的重点在于预防关节挛缩及并发症的出现,后者训练的重点是如何由站立再进步到步行。

我们将从基础知识开始,探讨不同程度中风患者的训练重点及方向,分析卧床、坐位、站立以及步行这些不同阶段可进行的训练,以便家人或照顾者较容易、系统地协助中风患者慢慢康复。患者家属可以根据患者的情况选取合适的训练,但如果在训练前先咨询康复治疗师的意见,效果将会事半功倍。

第一节　偏瘫急性期床上训练内容和方法

一、良肢位的摆放

良肢位与功能位不同,它是从治疗的角度出发而制定的一种临时性体位。

【目的】防止并发症,抑制痉挛,预防肩关节半脱位,早期诱发分离运动。包括仰卧位、健侧卧位、患侧卧位三种方法。

1. 仰卧位(图1-1-1)

【动作要领】

(1)头枕枕头,头略偏向患侧。

(2)患者肩部和臀部垫一薄枕。

(3)患侧上肢伸展,下肢稍屈曲,膝关节下垫毛巾卷或薄枕。

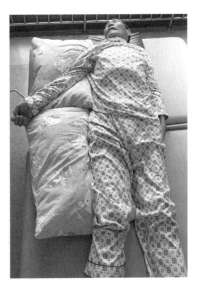

图1-1-1　偏瘫患者仰卧位

2. 健侧卧位(图1-1-2)

【动作要领】

(1) 健侧在下,处于舒适位,头枕枕头。

(2) 患侧上肢前屈100°,枕头垫起。

(3) 患侧下肢屈髋、屈膝,枕头垫起。

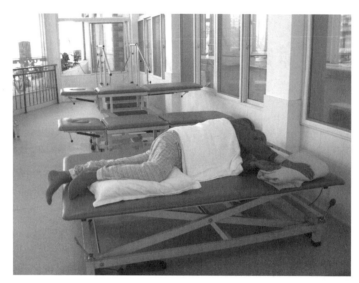

图1-1-2 偏瘫患者健侧卧位

3. 患侧卧位(图1-1-3)

【动作要领】

(1) 患侧在下,头枕枕头,后背垫枕头支撑,维持患者60°。

(2) 患侧上肢前伸,掌心向上,下肢伸展,膝关节微屈。

(3) 健侧上肢自由,下肢呈迈步姿势,放置枕头上。

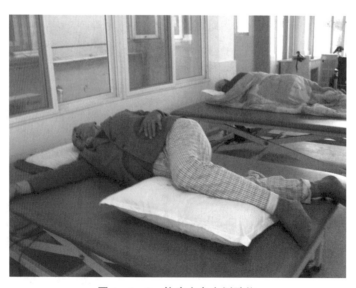

图1-1-3 偏瘫患者患侧卧位

【注意事项】

（1）定时变换体位，一般2～3小时变换一次，尽量减少仰卧位的时间。

（2）患侧卧位时，肩关节屈曲角度小于90°，肩胛骨内侧缘和胸廓的平面与床接触，防止肩关节受压。

（3）健侧卧位时，患侧上肢尽量前伸，踝关节处于中立位，维持拇指外展、四指伸展位。

二、四肢关节的被动活动

【适用对象】偏瘫在急性期，患者完全不能活动肢体或处于昏迷状态时。

【目的】促进偏瘫肢体恢复，防止肢体挛缩。包括被动运动训练和自主被动运动。

1. 肩关节屈曲活动（图1-1-4）

【动作要领】

（1）治疗师一手扶患肩，另一手握患腕。

（2）向前、向上抬起患侧上肢并且指向天花板，保持肘关节伸直。

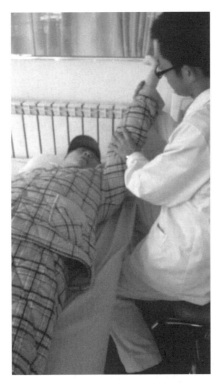

图1-1-4　肩关节被动屈曲

2. 肩关节外展活动（图1-1-5）

【动作要领】

（1）治疗师一手扶患肩，另一手握患腕。

（2）向外展方向运动，保持肘关节伸直，一般不要超过90°。

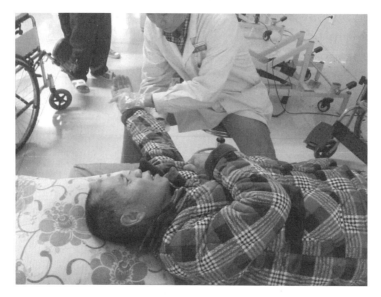

图 1-1-5　肩关节被动外展

3. 肩关节内、外旋

【动作要领】

（1）患者肘关节屈曲,治疗师一手扶患肘,另一手握患腕。

（2）分别向足、头方向运动,做肩关节内、外旋(图 1-1-6A,图 1-1-6B)。

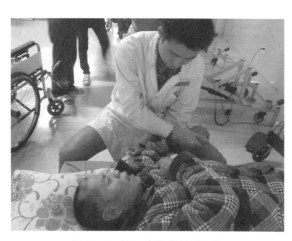

图 1-1-6A　肩关节被动内旋

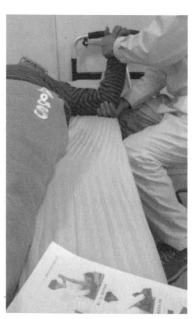

图 1-1-6B　肩关节被动外旋

4. 肘关节伸展活动(图 1-1-7)

【动作要领】患者仰卧位,治疗师一手握住患侧肘关节上部,另一手握住患腕,将肘关节从屈曲位运动至伸展位并伸直腕关节。

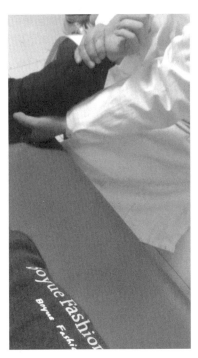

图 1-1-7　肘关节被动伸展

5. **前臂旋后活动**（图 1-1-8）

【动作要领】治疗师一手固定患侧上臂远端接近肘关节处,另一手握住患肢腕部,缓慢、充分旋转前臂。

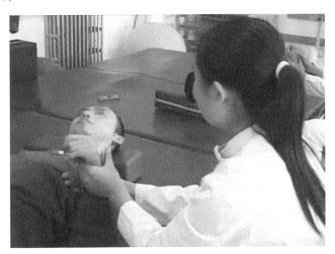

图 1-1-8　前臂被动旋后

6. **髋关节屈曲、内旋活动**（图 1-1-9）

【动作要领】治疗师双手托起患侧下肢,屈曲髋关节和膝关节,做髋关节的内旋活动。

7. 髋关节内收、外展活动(图 1-1-10)

【动作要领】轻度外展健侧下肢,利用沙袋固定健侧下肢,治疗师用双手托起患侧下肢,做髋关节的内收、外展运动。

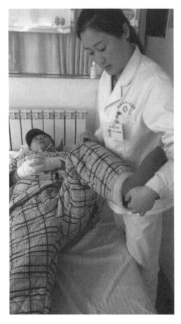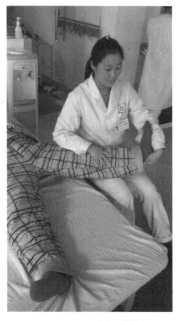

图 1-1-9　髋关节被动屈曲、内旋　　　　图 1-1-10　髋关节被动内收、外展

8. 踝关节背屈活动(图 1-1-11)

【动作要领】治疗师一手固定患侧踝关节上方,另一手握住患侧的足跟,向前下方牵拉跟骨,同时用前臂抵住足底前、外侧缘,通过治疗师身体重心前移,向下方施加压力,使踝关节背屈。

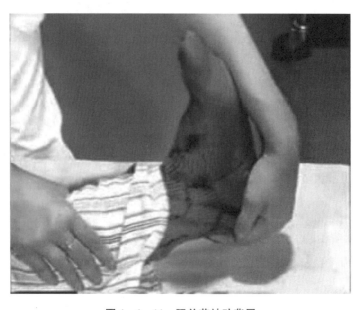

图 1-1-11　踝关节被动背屈

9. 腕部及手指关节活动

【动作要领】患侧手部要做到全关节活动范围内的运动;腕关节背伸运动,一手固定腕关节,另一手扶持手掌部,做全关节活动范围的运动;拇指屈曲、伸展、对指等,均要进行充分运动;掌指关节被动运动时,治疗师一手固定腕关节,另一手协助手指完成最大范围的屈曲与伸展运动(图1-1-12A、图1-1-12B、图1-1-12C)。

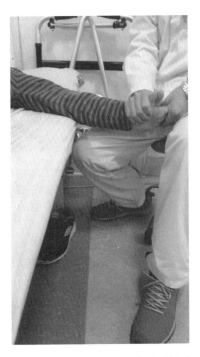

图9-1-12A 腕部及手指被动活动

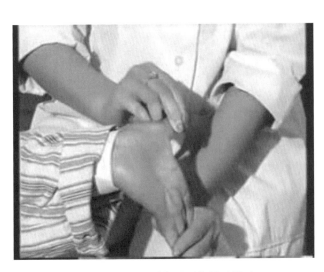

图9-1-12B 腕部及手指被动活动

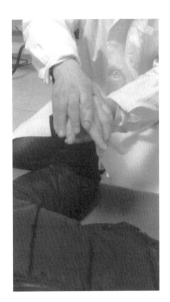

图9-1-12C 腕部及手指被动活动

【注意事项】

（1）一般在发病后 2～3 天进行，在仰卧位下做关节活动。

（2）进行关节活动时近端必须固定，动作缓慢、轻柔、有节奏，一个动作需 3～5 秒。

（3）一般在无痛下进行，每种运动 3～5 次为宜，但肩关节在迟缓期仅完成关节活动度的 50%。

三、体位适应性训练

【适用对象】情况较好、症状较轻的偏瘫患者；或者无意识障碍，生命体征稳定的患者，2～3 天后。

【目的】预防体位性低血压，改善平衡能力，促进日常生活活动。

【动作要领】利用站立床，取半卧位，从 45°、5 分钟开始（重症患者可以从 30°、5 分钟开始），每日增加站立床的角度约 10°，逐渐延长站立时间 5～10 分钟（图 1-1-13）。

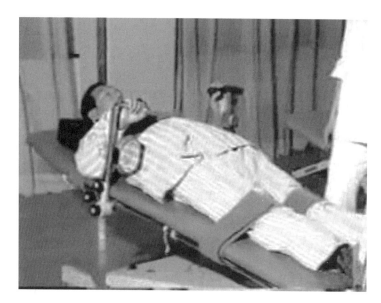

图 1-1-13　偏瘫患者体位适应训练

【注意事项】

（1）防止躯干屈曲、身体向下方滑动。

（2）要保持躯干的伸展位，下肢膝关节微屈。

（3）要循序渐进，防止患者出现头晕、恶心等症状。

四、卧位时常见异常姿势

1. 半卧位时躯干屈曲；肩关节内收、内旋；肘关节屈曲（图 1-1-14A）

后果：躯干屈肌挛缩，膝关节过伸，下肢伸肌亢进。

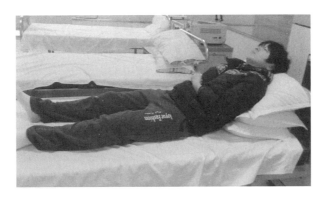

图 1-1-14A　偏瘫患者异常半卧位

2．仰卧位时，患侧下肢屈曲、外旋（图 1-1-14B）

后果：下肢屈肌挛缩，导致患者不能站立。

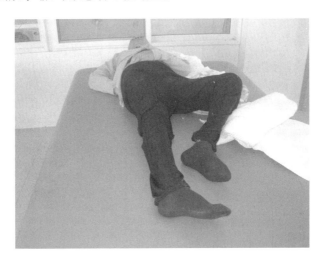

图 1-1-14B　偏瘫患者异常仰卧位

3．侧卧位时双侧髋关节、膝关节屈曲（图 1-1-14C）

后果：导致患侧下肢屈曲挛缩。

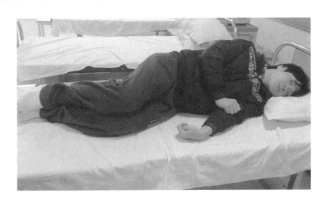

图 1-1-14C　偏瘫患者异常侧卧位

五、床上体位变换训练

【目的】

(1) 训练患者在床上的移动,预防并发症,减少护理量。

(2) 提高患者床上生活自理能力。

(3) 缓解痉挛。

1. 横向移动训练(图 1 - 1 - 15)

【动作要领】

(1) 健侧足插入患侧足下方,利用健侧下肢带动患肢上举,横向移动;然后用肘关节及下肢支撑将臀部抬起,横向移动,肩关节向相同方向移动。

(2) 双侧下肢屈曲,两足平放在床上,治疗师一手放在患者膝关节上方,边向前牵拉,边向床面按压,另一手扶持患者臀部让患者将臀部抬起,然后向一侧移动,必要时给予辅助。再移动肩部使身体保持垂直。如此反复,经 2～3 次,即可完成横向移动。

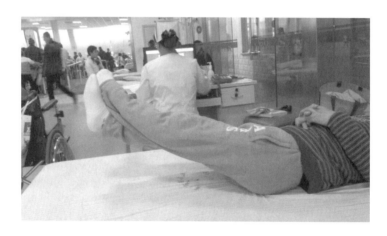

图 1 - 1 - 15 偏瘫患者横向转移

2. 翻身训练

1) 仰卧向患侧翻身

【动作要领】

(1) 患者取仰卧位,Bobath 握手(双手交叉相握,掌心相对,患侧拇指置于健侧拇指掌指关节之上),健侧带动患侧上肢伸直,指向天花板,健侧下肢屈曲(图 1 - 1 - 16A)。

(2) 双上肢向患侧摆动,借助惯性带动身体翻向患侧(图 1 - 1 - 16B)。

(3) 健侧下肢跨向前方,然后调整为患侧卧位。

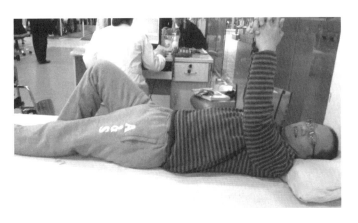

图 1－1－16A 偏瘫患者向患侧翻身

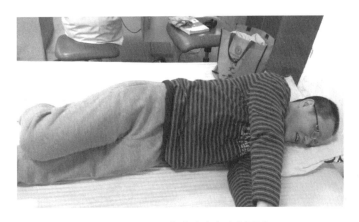

图 1－1－16B 偏瘫患者向患侧翻身

2）仰卧向健侧翻身（图 1－1－17）

【动作要领】

（1）患者取仰卧位，双上肢屈曲抱胸。

（2）健侧腿屈曲，用健侧脚插入患侧腿的下方钩住。

（3）在身体旋转时，利用健侧伸膝的力量带动患侧身体翻向健侧。

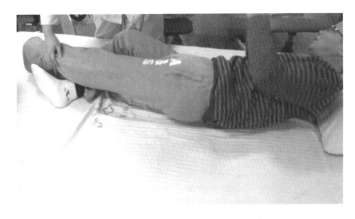

图 1－1－17 偏瘫患者向健侧翻身

3. 卧位到坐位训练

1）辅助下床边坐位

【目的】

（1）用最省力方式移动患者。

（2）早期移动患者时，减少患者用力，控制肌张力。

【动作要领】

（1）治疗师位于患者健侧，患者用健侧腿插入患足下方，利用健侧下肢带动患侧下肢，移至床边（图1-1-18A）。

（2）治疗师一手托住患侧肩胛骨，用前臂及上臂固定，嘱患者头部抬起，肩向对侧髂前上棘前伸，旋转（图1-1-18B）。

（3）患者健肘伸展支撑，同时治疗师另一手向床边移动患者下肢，以臀部为轴旋转。

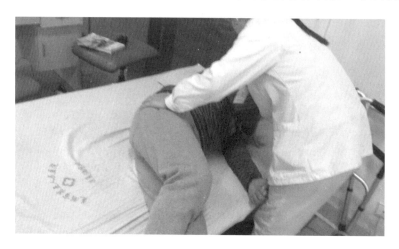

图1-1-18A 辅助床边坐

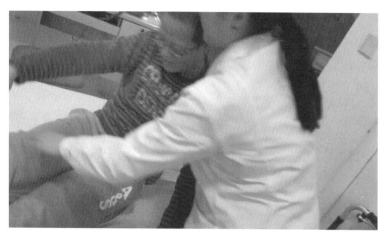

图1-1-18B 辅助床边坐

2）独立坐起

【动作要领】

（1）患者用健侧脚钩住患者腿的下方，用健侧下肢将患侧下肢抬起并移至床边（图1-1-19A）。

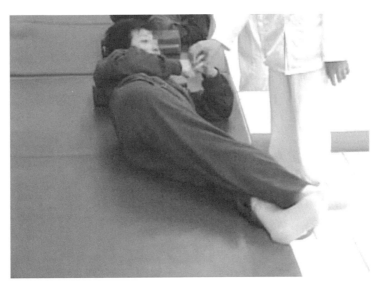

图 1-1-19A 独立床边坐

（2）头、颈和躯干向上方侧屈抬起，用健侧上肢支撑身体，将肘伸直与健侧腿一起带动身体坐起（图1-1-19B）。

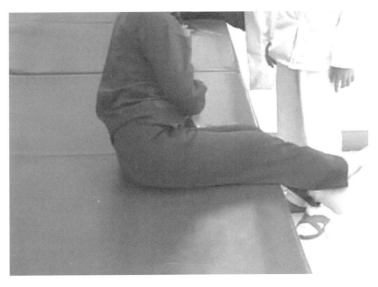

图 1-1-19B 独立床边坐

第二节 床上训练内容与方法

一、Bobath 握手训练

【动作要领】患者利用健侧上肢带动患侧上肢上举至头顶,使肩关节充分前伸,同时患侧肘关节要保持伸直,然后再将双侧上肢放置腹部,如此反复进行。动作要缓慢、到位。此项运动可以在卧位、坐位、立位等姿势下进行(图 1-2-1)。

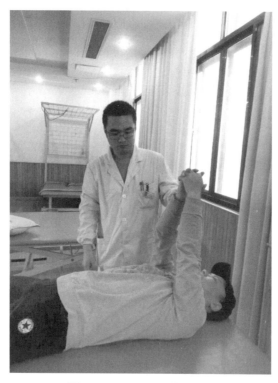

图 1-2-1 Bobath 握手训练

二、桥式运动

【目的】

（1）训练骨盆的控制能力。

（2）诱发下肢分离运动。

（3）缓解躯干、下肢痉挛。

（4）提高床上生活自理能力。

【动作要领】

（1）双下肢屈曲,双足平放在床面。

（2）患者双手交叉,患侧拇指在上方,双侧上肢肩关节屈曲 90°,肘关节伸展。

（3）辅助者双手固定患者膝关节,协助完成搭桥动作(图 1-2-2A)。

（4）指示患者将臀部抬起，使髋关节尽量伸展，诱发在膝关节屈曲状态下，髋关节完成伸展的分离运动，破坏联带运动对下肢运动的束缚（1－2－2B、1－2－2C）。

（5）在双膝关节之间放一本书，让患者夹住，不可落下。促使患肢在屈髋、屈膝的状态下，抑制髋关节外展、外旋的联带运动。

（6）患者取仰卧位，患侧下肢在床边，小腿垂直于床沿外，在床边根据患者小腿的长度垫脚凳。治疗师向前牵引股四头肌同时下压，使小腿与地面垂直，全脚着凳，髋关节充分伸展、骨盆抬起，停留片刻后恢复原状，如此反复进行练习（1－2－2D）。

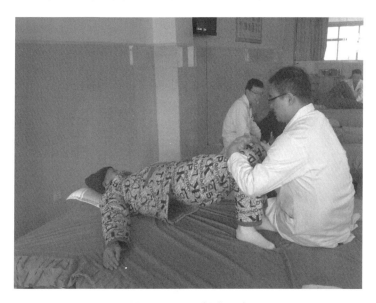

图 1－2－2A　桥式运动

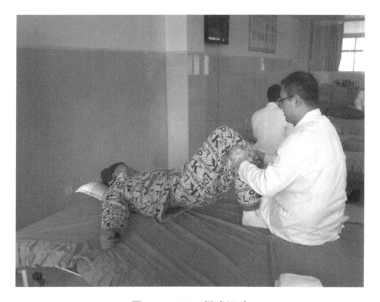

图 1－2－2B　桥式运动

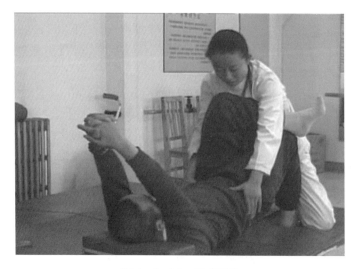

图 1 - 2 - 2C 桥式运动

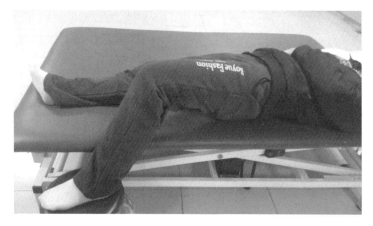

图 1 - 2 - 2D 加强桥运动

【注意事项】

（1）双足并拢平踏于床面,足跟不得抬起。

（2）双膝关节并拢,防止患侧下肢外展、外旋,避免强化联带运动。

（3）单腿搭桥加大髋关节伸展,减少躯干过伸展。

（4）避免利用颈部用力下压和躯干伸展的力量完成抬臀部的动作。

（5）根据患者的功能水平,治疗师给予适当的帮助,防止联合反应出现。

三、仰卧位躯干运动训练

1. 躯干下部屈曲、旋转训练

【目的】

（1）通过躯干的旋转抑制躯干患侧的肌紧张。

（2）诱发腹肌收缩。

（3）抑制下肢痉挛。

【动作要领】

（1）患者取仰卧位，双下肢屈曲。双侧髋关节屈曲约90°，下肢尽量放松，靠在治疗师的身体上，利用治疗师双膝关节的屈伸身体移动使患者的腰部旋转（图1－2－3A）。

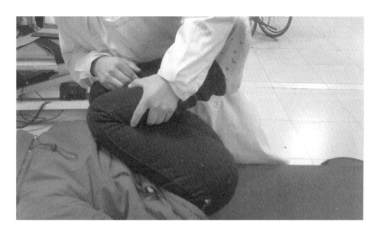

图1－2－3A　躯干下部屈曲、旋转

（2）为使患者躯干下部充分地屈曲、旋转，患者的膝关节及小腿依在治疗师的躯干上，治疗师一手托住患者的骶部，使腰椎下部屈曲，另一手固定胸廓。治疗师的身体向侧方移动，牵拉患者骨盆迫使腰椎屈曲（图1－2－3B）。

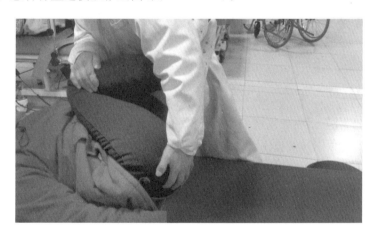

图1－2－3B　躯干下部屈曲、旋转

【注意事项】

（1）患者下腰部旋转时，脐以上的部位不得转动。

（2）防止患侧上肢影响运动，可将肘关节屈曲，手放在胸前。

（3）当治疗师实施手法没有抵抗感时，可让患者下腹部肌肉收缩通过辅助主动运动，完成躯干旋转。

2. 腰椎屈曲训练

【目的】

（1）缓解躯干伸肌痉挛，诱发腰部、下腹部肌肉选择性活动。

（2）促进骨盆运动。

（3）缓解下肢伸肌痉挛。

【动作要领】

（1）患者双髋、膝关节屈曲，双足平放在治疗台上，然后双手抱膝，治疗师协助固定患手（图1-2-4）。

（2）治疗师一手放在患者身后支撑、保护，另一手协助固定患手，防止滑脱，同时前后摇摆患者身体，训练腰部选择性活动。

（3）治疗师可移动患者进行躯干与下肢相反方向的运动，提高躯干侧屈肌的运动功能。

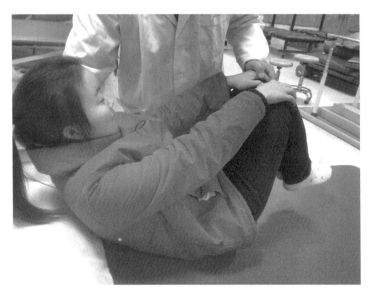

图1-2-4　腰椎屈曲训练

【注意事项】

（1）姿势要正确，以免加重痉挛。

（2）双侧肘关节保持伸展位，抑制患侧上肢屈肌痉挛。

（3）逐渐扩大运动的幅度。

（4）腰椎保持屈曲位，抑制躯干伸肌痉挛。

3. 躯干旋转控制训练

【目的】

（1）诱发躯干与下肢的选择性运动。

（2）缓解下肢痉挛。

（3）诱发平衡反应。

（4）提高腹肌，尤其是腹部斜肌的主动控制能力。

（5）提高日常生活动作能力。

【动作要领】

（1）患者取长坐位，躯干边旋转，边向后倒；再向另一侧旋转返回长坐位（图1-2-5A）。

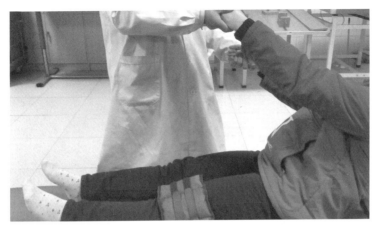

图 1 - 2 - 5A　躯干旋转控制训练

（2）向健侧与患侧交替旋转（图 1 - 2 - 5B）。

（3）向健侧旋转时，患侧躯干向前方运动，同时保持下肢伸展是非常困难的，治疗师可用一侧下肢固定患肢，患者尽量控制下肢的伸展位，反复练习躯干的旋转与后仰，直至呈卧位的动作。

（4）治疗师逐渐减少辅助量，随着患者运动水平的提高达到仅仅协助控制患足的背屈位，诱导上肢的正确位置，使患者能够主动完成躯干旋转的后仰动作。

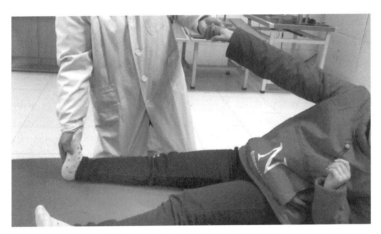

图 1 - 2 - 5B　躯干旋转控制训练

【注意事项】

（1）患者保持双髋关节外展位。

（2）治疗者的辅助量要掌握在最小的程度，且随着患者完成水平的提高逐渐减小辅助。

（3）防止联合反应出现，注意肌张力的变化，不得加重痉挛。

四、仰卧位下肢运动训练

1. 抑制下肢共同运动训练

【目的】

（1）抑制下肢共同运动。

（2）提高下肢的控制能力。

【动作要领】

（1）患者取仰卧位，治疗师协助保持踝关节的背屈、外翻位，在不伴有髋关节外展、外旋的状态下完成下肢屈曲（图1-2-6）。

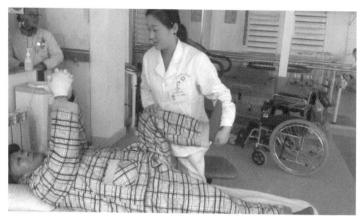

图1-2-6 抑制下肢共同运动

（2）诱导下肢完成不伴有共同运动状态下的伸展，并可按治疗师的指示在关节任意角度停止运动，主动支撑下肢的重量。

（3）练习髋关节伴有内收、内旋的屈曲运动。

（4）练习髋关节屈曲状态下膝关节维持各种角度的伸展。

【注意事项】

（1）下肢屈曲时髋关节不得出现外展、外旋。

（2）下肢伸展时髋关节不得出现内收、内旋。

（3）如下肢伸展的过程中，出现联带运动模式应及时停止，并稍做屈曲运动，在此位置上反复练习控制，抑制伸肌联带运动的出现。

2. 促进下肢分离运动训练

【目的】

（1）抑制患侧下肢共同运动。

（2）促进下肢分离运动。

（3）步行前的准备训练（步行摆动初期的基本训练）。

【动作要领】

（1）患者取仰卧位，患膝屈曲，将小腿在床边下垂，治疗师一手四指将患者的足趾背屈，拇指在患者足背部向下压，抑制踝关节跖屈，解除膝屈曲方向的肌紧张，直至被动运动时无抵抗（图1-2-7A）。

（2）患者用自己的力量将患足抬起放回治疗台，然后维持膝关节屈曲位将患足再放到床边下垂，必要时治疗师手离开患足，对膝关节给予辅助（图1-2-7B）。

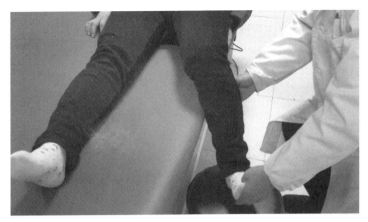

图 1 - 2 - 7A　促进下肢分离运动

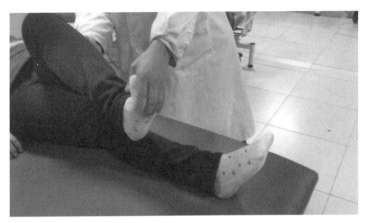

图 1 - 2 - 7B　促进下肢分离运动

【注意事项】

（1）运动过程始终保持踝关节的背屈。

（2）患足抬上床面的动作是髋关节屈曲、内收、内旋的分离运动。

（3）患足从床面放下时是髋关节伸展、膝关节屈曲、踝关节背屈的分离运动。运动中要保持这种选择性运动模式。

3. 下肢控制运动训练

【目的】

（1）提高患侧下肢控制能力。

（2）抑制患肢的共同运动。

（3）步行前的准备训练。

（4）提高腹肌控制能力。

【动作要领】

（1）患者取仰卧位，治疗师用四指与拇指相对固定患者足趾，使患足不出现内翻的状态下保持背屈位，足趾充分伸展，必要时可用另一手托住膝关节下方协助患者将患肢控制在屈曲位，然后利用下肢的重量和患肢的控制能力慢慢地将足踏在床面上（图 1 - 2 - 8A）。

（2）治疗师双手分别固定患、健侧足趾，让患者双侧下肢随着治疗师的诱导，交替地完成全关节活动范围的屈伸活动（图1-2-8B）。

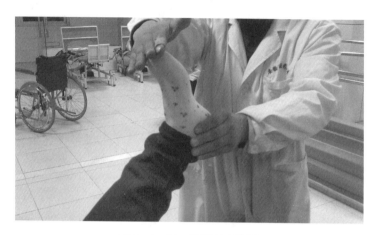

图1-2-8A　下肢控制训练

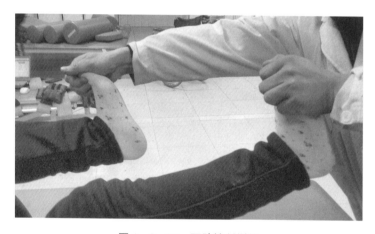

图1-2-8B　下肢控制训练

【注意事项】

（1）患肢屈曲抬起和放回床面的运动，不得出现髋关节的外旋或内旋。

（2）骨盆与治疗台保持平行。

（3）训练腹肌控制能力防止腰椎过度前屈。

（4）卧位运动自如后，改为立位训练。

4．下肢选择性运动训练

【目的】

（1）破坏全身共同运动，诱发多种运动组合的选择性运动。

（2）训练患者动作的柔韧性。

（3）提高全身综合运动能力。

【动作要领】

（1）患者取仰卧位，双上肢置于身体两侧，掌心朝向床面，患侧下肢放松置于球体上，健侧下肢膝关节伸展，髋关节屈曲90°以上，做内收、外展动作，患侧控制球体尽量保持不动(图1-2-9A)。

（2）方法同上，当健侧下肢做内收、外展运动时，患侧下肢使球体向相反方向左右滚动。

（3）方法同上，上肢双手握体操棒保持水平(图1-2-9B)。

（4）双下肢分别做内收、外展运动时，双上肢肘关节伸展，肩关节屈曲保持平行。

（5）当患者下肢达到 Brunnstrom 第四阶段以上时，改为健侧下肢固定球体，患侧下肢完成内收、外展动作。

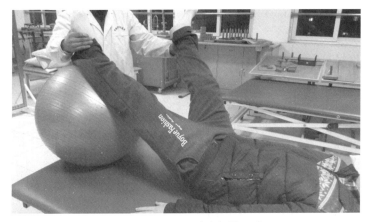

图1-2-9A 下肢选择性运动

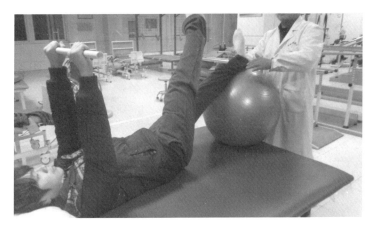

图1-2-9B 下肢选择性运动

【注意事项】

（1）以上训练难度较大，治疗者根据情况给予协助，然后逐渐减少辅助量。

（2）相同的动作，健侧与患侧交替进行。

（3）尽量提高训练的趣味性，避免过度疲劳。

5. 下肢分离运动的易化训练

【目的】

（1）学习下肢正常运动模式。

（2）提高动作的协调性。

【动作要领】

（1）患者取仰卧位，两手交叉呈抗痉挛体位，一侧下肢呈膝立位使骨盆后倾，另一侧下肢膝关节伸展、髋关节屈曲。治疗师一手置于膝关节上方，给予沿股骨纵轴向远端的牵引和向下的抵抗外力；另一手做沿跖骨纵轴方向，向远端牵引的向下方的抵抗。患者完成膝关节伸展状态下的髋关节屈曲、外展、内旋动作（图1－2－10A）。

（2）患者取俯卧位，髋关节充分伸展，完成膝关节屈曲动作。根据患者掌握的程度，维持在不同的角度，首先练习姿势控制，逐渐过渡到膝关节屈伸运动（图1－2－10B）。

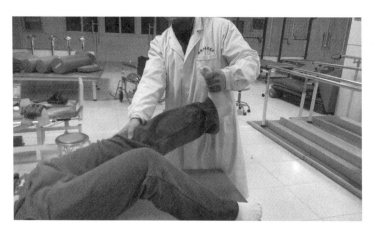

图1－2－10A　下肢分离运动的易化

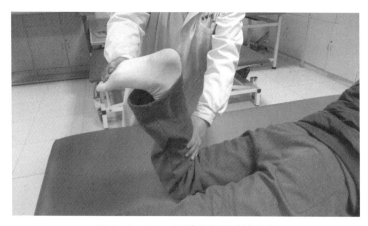

图1－2－10B　下肢分离运动的易化

【注意事项】

（1）肢体远端部位不得使用过度的旋转抵抗运动，而要采用具有一定柔韧性的协调运动。

（2）俯卧位的训练要保持髋关节的充分伸展，膝关节运动时臀部不得出现代偿动作（臀部不得上抬）。

6．下肢夹球训练

【目的】

（1）诱发下肢屈肌运动功能，抑制屈肌共同运动。

（2）训练躯干肌选择性运动。

（3）改善腹肌的控制能力。

【动作要领】

（1）患者取仰卧位，双侧下肢放在球体的最高点上，利用髋、膝关节的屈曲，将球向大腿近端滚动，然后用足跟和臀部的力量将球夹起离开床面再将臀部抬起，脊柱与床面平行（图 1-2-11A、图 1-2-11B、图 1-2-11C）。

（2）以上动作较好地完成后，身体向一侧旋转，背部与床面仍保持平行，两侧交替进行。

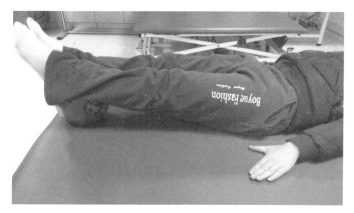

图 1-2-11A 下肢夹球训练

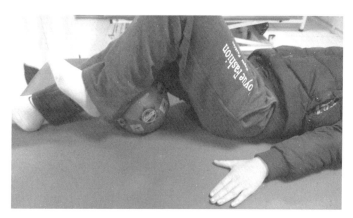

图 1-2-11B 下肢夹球训练

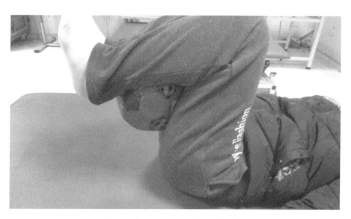

图 1-2-11C 下肢夹球训练

【注意事项】

(1) 上肢保持自然伸展。

(2) 双侧膝关节分开,并保持相同高度。

(3) 向侧上方旋转时,躯干上部尽量保持原姿势。

(4) 患侧髋、膝关节屈曲的同时,保持髋关节内收、内旋,抑制屈肌联带运动。

五、仰卧位抗痉挛训练

1. 缓解躯干痉挛训练

【目的】

(1) 提高肢体稳定性。

(2) 改善因疼痛造成的运动障碍。

(3) 缓解痉挛。

【动作要领】

(1) 在不产生疼痛的范围内开始练习活动。

(2) 对拮抗肌群做等长性收缩。

(3) 做主动肌的持续等长性收缩。

(4) 反复训练患者的耐力。

(5) 充分放松。

(6) 手法举例:

① 患者取仰卧位,双膝关节并拢屈曲90°以上。双手交叉枕于头下,维持双肩关节外旋、前臂旋后的抗痉挛体位。治疗师双手置于患者膝关节两侧,沿股骨纵轴方向,向髋关节相反的方向交替分别加力,患者与之对抗的同时双足向床面用力,可以有效地缓解躯干下部肌群的痉挛(图1-2-12A)。

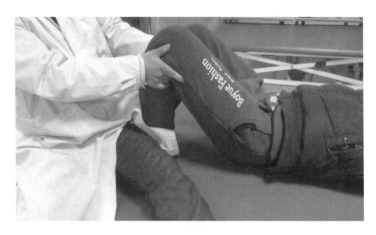

图1-2-12A 缓解躯干痉挛

② 患者取侧卧位,双下肢轻度屈曲,患者利用腹肌的力量,使肩胛带向前方,利用腰背肌的力量使骨盆向后,与治疗师做抵抗运动,可以缓解躯干肌的痉挛(图1-2-12B)。

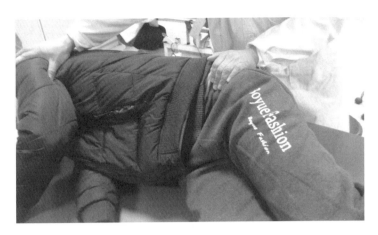

图 1 - 2 - 12B　缓解躯干痉挛

【注意事项】

（1）治疗师的阻力要逐渐增加，在维持数秒抗阻力运动后，治疗师逐渐减弱抵抗外力。

（2）运动过程中不得过度用力，以免诱发联合反应。

2. 抑制下肢痉挛训练

【目的】抑制下肢伸肌痉挛。

【动作要领】

（1）患者取侧卧位，全身放松。治疗师立于患者背后，一手置于肩关节，一手置于骨盆。治疗师在肩关节处的手向患者身体的后下方用力，骨盆侧手同时向前上方用力，利用双手相反方向的阻力，使患者的躯干旋转，下肢随着骨盆的运动放松摆动。然后做肩向前下方、骨盆向后上方的侧搬训练（图 1 - 2 - 13A、图 1 - 2 - 13B）。

（2）患者取仰卧位，双上肢在治疗床上自由摆放，全身放松。治疗师双手握患者踝关节上方，将下肢抬起离开床面，在向下牵引的同时，做左右摆动训练（图 1 - 2 - 13C）。

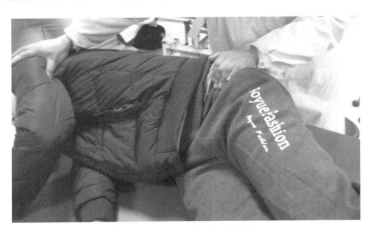

图 1 - 2 - 13A　抑制下肢痉挛

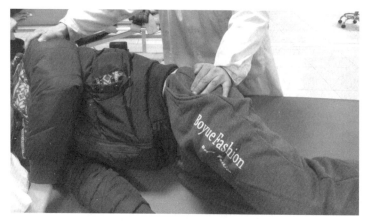

图 1 - 2 - 13B　抑制下肢痉挛

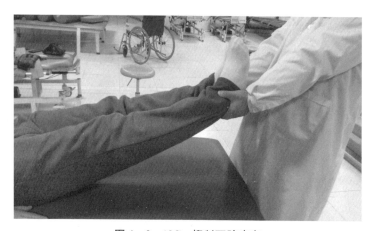

图 1 - 2 - 13C　抑制下肢痉挛

【注意事项】

（1）训练手法要缓慢，有节奏，用力平稳，逐渐加力，手法结束时逐渐减力。

（2）因能有效地缓解下肢痉挛，可在康复的各阶段坚持训练。

六、仰卧位踝关节背屈训练

1. 抑制共同运动诱发踝关节背屈

【目的】

（1）抑制伸肌共同运动。

（2）抑制下肢屈肌共同运动，诱发踝关节的分离运动。

（3）做步行前的准备训练。

【动作要领】

（1）患者取仰卧位，下肢伸展，治疗师用手控制患足防止出现跖屈、内翻。嘱患者膝关节伸肌进行等长收缩，双侧交替练习，体会踝关节控制方法（图 1 - 2 - 14A）。

（2）患者取坐位，双手置于膝关节上方，维持膝关节伸展。治疗师用大腿抵住患足防止出现跖屈，随着分离运动能力的改善，不断调整髋关节屈曲角度，加大分离运动的难度（图 1 - 2 - 14B）。

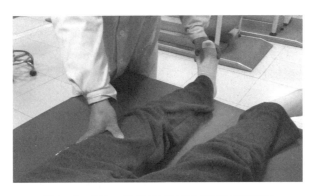

图 1－2－14A 抑制共同运动诱发踝关节背屈

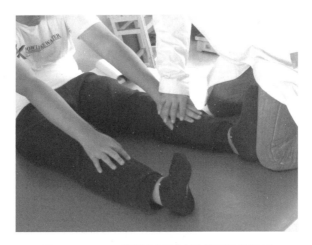

图 1－2－14B 抑制共同运动诱发踝关节背屈

（3）患者取仰卧位,患足全脚掌着床,髋关节外旋,踝关节外翻,踝关节周围紧张得到缓解。

（4）治疗师一手利用虎口从踝关节背侧向下按压,另一手握足趾使之伸展,同时完成踝关节的背屈动作。当治疗师感觉被动背屈没有抵抗时,以口头指示患者主动做踝背屈运动(图 1－2－14C)。

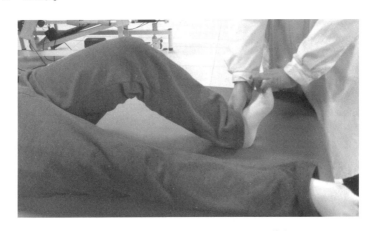

图 1－2－14C 抑制共同运动诱发踝关节背屈

【注意事项】

（1）治疗师仔细体会患者踝关节跖屈、内翻的程度，并随时指导患者控制的方法。当动作能较好地完成时要予以鼓励。

（2）当仰卧位可以完成时，体位改为坐位或立位。踝关节获得背屈能力就意味着可以去除矫形器步行。

2. 下肢屈曲诱发踝关节背屈（图1-2-15）

【目的】

（1）利用屈肌共同运动诱发踝关节背屈。

（2）利用下肢髋、膝关节伸展诱发踝关节背屈。

【动作要领】

（1）患者取仰卧位，患侧下肢屈曲，治疗师一手置于膝关节上方，让患肢做等长抗阻收缩，诱发踝关节背屈（图1-2-15A）。

（2）患者取仰卧位，身体放松，双上肢置于身体两侧。治疗师先将患侧下肢做最大限度的屈髋、屈膝，再让患肢做踝关节背屈运动（图1-2-15B）。

（3）当患者在下肢屈曲状态下能较好地完成踝关节背屈后，逐渐伸直患侧下肢进行踝关节背屈运动，直到完成伸直下肢，并完成踝关节背屈10°（图1-2-15C）。

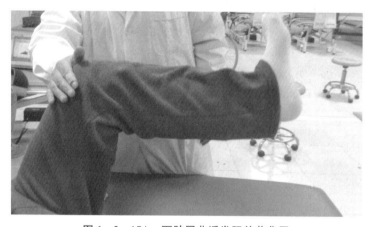

图1-2-15A　下肢屈曲诱发踝关节背屈

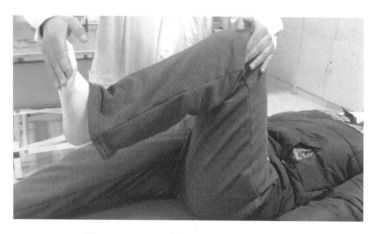

图1-2-15B　下肢屈曲诱发踝关节背屈

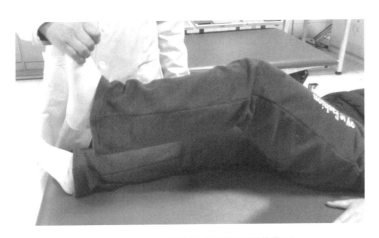

图 1－2－15C 下肢屈曲诱发踝关节背屈

【注意事项】

（1）如果患者不能主动完成背屈动作，应予以辅助，以后逐渐减少辅助。

（2）髋关节屈曲时，防止出现外展、外旋。

3. 刺激足背诱发踝关节背屈

【目的】

（1）抑制伸肌共同运动。

（2）抑制下肢屈肌共同运动，诱发踝关节的分离运动。

（3）做步行前的准备训练。

【动作要领】

（1）将姆趾的跖趾关节、第二跖趾关节、外踝、足跟各点连线，将足外侧区设定为刺激区。

（2）在刺激区内，使用冰块刺激可诱发患侧下肢的屈曲运动（图 1－2－16A）。

（3）在刺激区内用毛刷刺激，大约 30 秒可出现足背屈反应（图 1－2－16B）。

（4）在刺激区内治疗师用指尖进行快速的叩击，可以诱发踝关节的背屈与外翻（图 1－2－16C）。

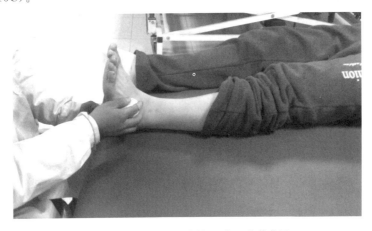

图 1－2－16A 感觉刺激诱发踝关节背屈

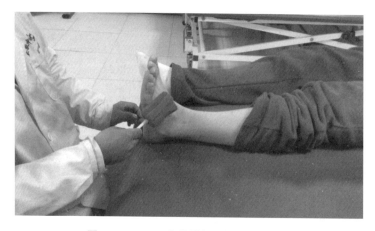

图 1－2－16B　感觉刺激诱发踝关节背屈

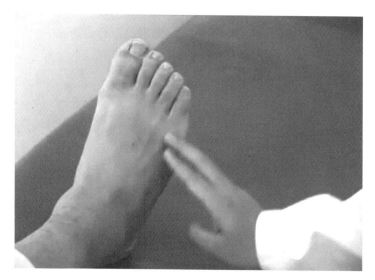

图 1－2－16C　感觉刺激诱发踝关节背屈

【注意事项】

（1）要根据病人的情况选用刺激的方法，原则是诱发患者的随意运动，效果不明显者不宜长期使用。

（2）刺激量要尽量小，掌握以可诱发出背屈动作而不出现痉挛和联合反应为度。

（3）可以首先选用以上方法的 2、3 两项，刺激量要适度。

4. 刺激足跟诱发踝关节背屈

【目的】

（1）对下肢处于弛缓阶段的患者，提高下肢肌张力。

（2）刺激踝关节，诱发背屈运动。

（3）改善下肢的感觉障碍。

（4）可易化踝关节、膝关节屈曲状态下髋关节伸展的选择性动作。

【动作要领】

(1) 治疗师一手握持患足足趾,保持踝关节充分的背屈位,将患肢抬起,然后使足跟着地,发出叩击治疗台的咚咚声(图1-2-17A)。

(2) 如患者足跟叩击治疗台效果不明显时,治疗师一手维持足趾的背屈,另一手拇指外展,利用虎口处用力下压踝关节,使足跟与治疗台紧紧接触,然后向后方滑动,可以改善下肢的感觉异常,诱发踝关节背屈运动(图1-2-17B)。

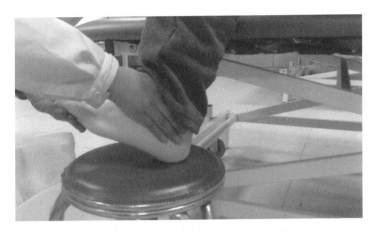

图1-2-17A 刺激足跟诱发踝关节背屈

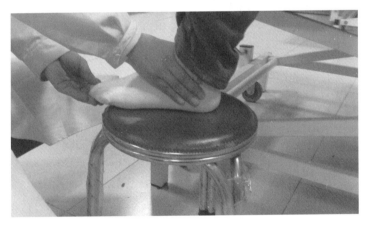

图1-2-17B 刺激足跟诱发踝关节背屈

【注意事项】

(1) 踝关节要保持充分的背屈位。

(2) 叩击足跟时前脚掌及足趾不得着地。

(3) 患者主动用力,治疗师协助完成。

第三节 坐位训练内容与方法

一、坐姿训练

1. 正确坐位姿势

【目的】

（1）纠正异常姿势（图1-3-1A）。

（2）预防及缓解痉挛。

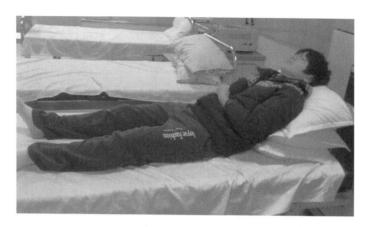

图1-3-1A 异常床上坐位

【动作要领】

（1）髋关节尽量保持90°屈曲。

（2）保持躯干伸展，背部用枕头支撑；双侧上肢伸展位放在床前桌上。

（3）坐轮椅时，前方放置一块木板，促使患者躯干保持伸展（图1-3-1B）。

（4）臀部尽量坐在轮椅坐垫的后方，防止身体下滑，造成下肢伸肌张力增高。

【注意事项】

（1）矫正头与躯干的姿势。

（2）尽可能让患者从床上坐过渡到轮椅坐。

（3）轮椅靠背不要过高，以免造成躯干的屈曲。

2. 矫正异常坐姿的方法

【目的】

（1）调整姿势，缓解痉挛（图1-3-2A）。

（2）患者自我调整，有利于提高主动意识。

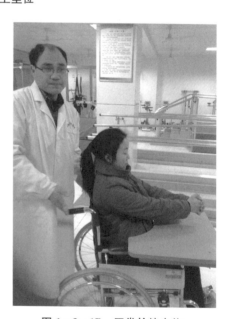

图1-3-1B 正常轮椅坐位

（3）由坐位向立位转变做准备训练。

【动作要领】

（1）患者双手交叉，身体尽量前倾。

（2）治疗师双下肢屈曲，用膝关节抵住患者双膝防止跌倒（图1-3-2B）。

（3）治疗师双手扶住患者股骨大转子处。利用身体后倾的力量，使患者臀部离开椅面。

（4）治疗师用膝关节抵住患者双膝向后方推，使患者臀部移至座椅最深处（图1-3-2C）。

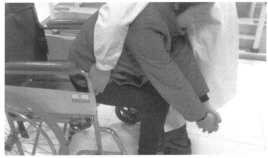

图1-3-2B　调整轮椅坐姿

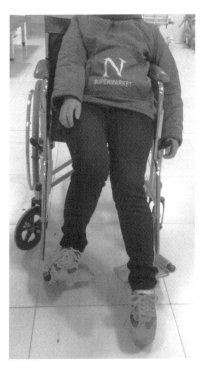

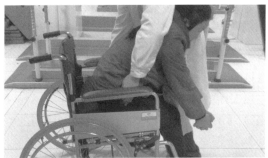

图1-3-2A　异常轮椅坐姿　　　　　图1-3-2C　调整轮椅坐姿

【注意事项】教患者向前倾时，双足放平，支撑体重，防止出现代偿动作。

二、长坐位膝关节分离运动训练

【目的】促进膝关节选择性伸展，为步行做准备性训练。

【动作要领】

（1）患者取长坐位，双手轻轻放置于膝关节上，患者用自己的身体控制踝关节于背屈位，让双上肢伸展，手在腿上前后滑动，使躯干前后运动，从而完成髋关节屈、伸运动（图1-3-3A）。

（2）患者取长坐位，在踝关节背屈下，训练躯干左右旋转运动，强化膝关节分离运动（图1-3-3B）。

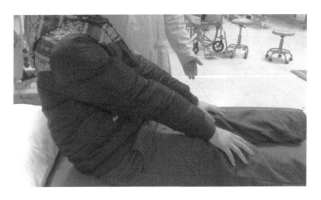

图1-3-3A　长坐位膝关节分离运动

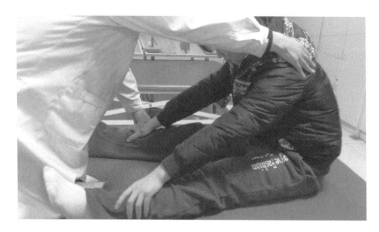

图 1-3-3B　长坐位膝关节分离运动

【注意事项】

（1）双上肢和膝关节保持伸直位。

（2）完成此动作常作为是否需要佩戴踝足矫形器步行的条件。

三、坐位骨盆的控制训练

1. 躯干控制法

【目的】

（1）矫正患者坐位时，出现髋关节伸展、脊柱代偿性屈曲异常姿势。

（2）缓解下肢伸肌痉挛及髋、膝周围肌肉的痉挛。

（3）为训练从坐位到立位做好准备。

【动作要领】

（1）治疗师位于患者前方，一手扶持腰椎（骨盆上方）协助患者伸展腰部；另一手放置患者胸前，协助患者保持躯干的稳定（图 1-3-4A）。如果患者出现患肩后撤，可将胸前辅助手改在肩上，协助控制躯干姿势。

（2）将扶持腰椎的手放在下腹部协助患者脐部向后回缩，完成骨盆的后倾运动（图 1-3-4B）。

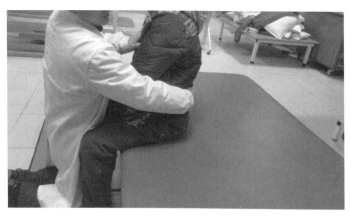

图 1-3-4A　躯干控制法

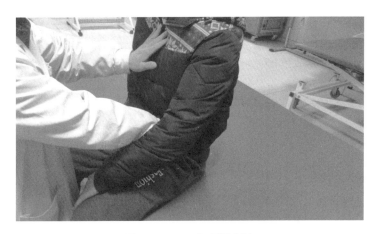

图 1-3-4B　躯干控制法

【注意事项】

(1) 躯干保持稳定,不出现前屈、后伸动作。

(2) 治疗师用身体固定患者的膝关节,防止代偿动作。

(3) 双侧全脚掌着地,完成骨盆前倾运动。

2. 骨盆控制法

【目的】同上。

【动作要领】

(1) 治疗师跪或坐于患者前方,双手扶持患者的髂前上棘(图 1-3-5A)。

(2) 患者双足踏于地面固定,躯干伸直(图 1-3-5B)。

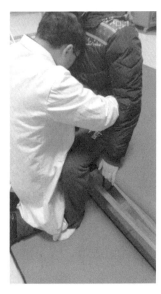
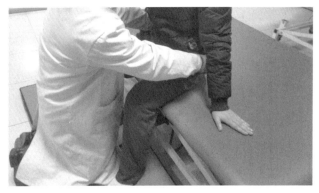

图 1-3-5A　骨盆控制法　　　　　图 1-3-5B　骨盆控制法

(3) 如患者躯干不能保持伸直,治疗师宜用头部顶住患者的胸部,协助固定躯干,随着躯干稳定性的提高,治疗师逐渐减少辅助(图 1-3-5C)。

(4) 随着治疗师双手的前后控制,完成骨盆的前后倾运动(图 1-3-5D)。

（5）治疗师一手扶持患者的一侧腰部，另一手扶持躯干或上肢协助患者完成骨盆左、右运动。

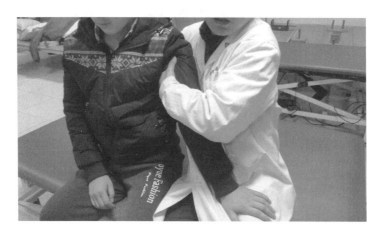

图 1－3－5C　骨盆控制法

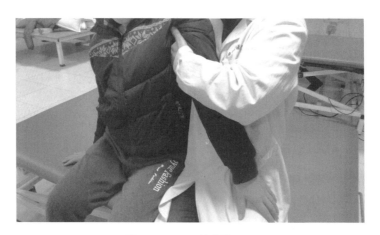

图 1－3－5D　骨盆控制法

【注意事项】

（1）防止躯干与下肢代偿。

（2）此项运动有利诱发躯干与下肢的分离运动。

四、坐位重心转移训练

1．向患侧转移

【目的】

（1）诱发坐位平衡反应。

（2）为正常步行进行准备性训练。

【动作要领】

（1）患者取坐位，治疗师跪于患侧，双手在患者下肋部交叉，辅助患者完成患侧躯干伸展运动（图 1－3－6A）。

（2）当进行上述运动没有抵抗感时，治疗师一手插入患侧腋下，辅助患者躯干伸展，另一手从后方伸展到健侧腰部诱导健侧躯干侧屈(图 1 - 3 - 6B)。

（3）随着患者运动功能的改善,治疗师减少辅助,做到仅扶持患侧上肢保护肩关节、完成患侧躯干主动伸展运动即可(图 1 - 3 - 6C)。

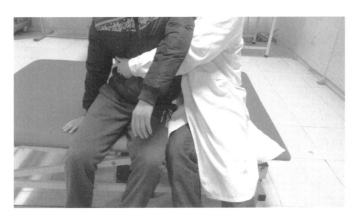

图 1 - 3 - 6A　坐位重心向患侧转移

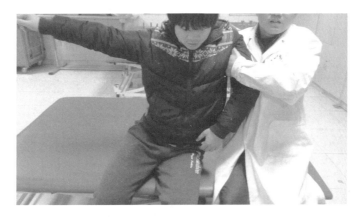

图 1 - 3 - 6B　坐位重心向患侧转移

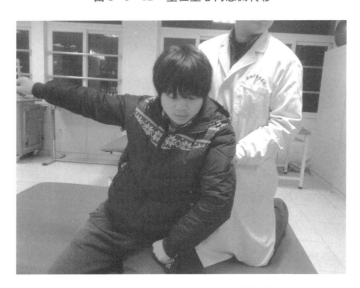

图 1 - 3 - 6C　坐位重心向患侧转移

【注意事项】

（1）当支撑体重的患侧髋关节伸展欠佳，健侧肩出现代偿上举时，要予以矫正。

（2）为保持患侧躯干充分伸展，治疗师要矫正健侧下肢的异常姿势，防止过伸展。

2. 向健侧转移

【目的】

（1）诱发下肢及躯干的分离运动。

（2）诱发坐位平衡。

（3）训练腹肌的控制能力。

【动作要领】

（1）患者取坐位，治疗师跪于健侧，将患者上肢置于治疗师肩上，一手控制健侧肩关节下方的肋部，另一手置于患者下肋部，让患者放松，利用双手合力使健侧躯干伸展、患侧躯干侧屈（图1-3-7A）。

（2）当被动侧屈没有抵抗感后，治疗师一手向下压患肩，诱发头部的调整反应，另一手刺激躯干诱发侧屈（图1-3-7B）。

（3）最后，治疗师位于患侧快速地向患者预料不到的方向破坏其坐位平衡，使患者自动做出正确反应（图1-3-7C）。

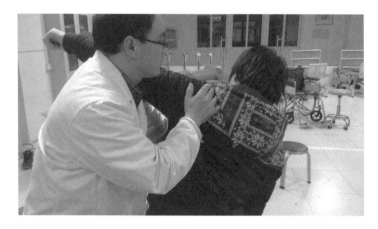

图1-3-7A　坐位重心向健侧转移式

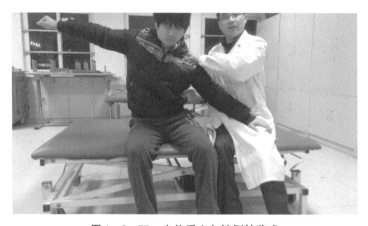

图1-3-7B　坐位重心向健侧转移式

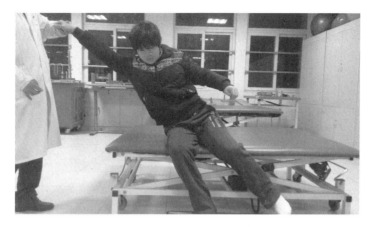

图 1-3-7C　坐位重心向健侧转移式

【注意事项】

（1）下肢不得离开治疗台。

（2）抑制下肢屈肌共同运动模式下使重心转移。

五、坐位躯干的控制训练

1. 躯干向健侧旋转

【目的】

（1）抑制躯干伸肌痉挛,患侧上肢后撤。

（2）诱发患肩前伸。

【动作要领】

（1）患者取坐位,健侧手支撑于治疗台上,让患者躯干旋转,患手与健手平行支撑于治疗台上(一般患者难以完成)。治疗师一手握持患侧上肢近端,向前方诱导,同时前臂抵住患者躯干,辅助完成胸椎屈曲和患肩前伸动作;另一手辅助肘关节伸展,并向健侧方向诱导(图 1-3-8A)。

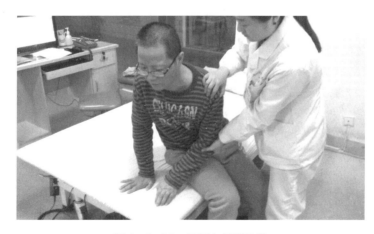

图 1-3-8A　躯干向健侧旋转

（2）治疗师用大腿固定患侧下肢,一手协助固定患侧上肢,使肩前伸,协助躯干完成旋转动作(图1-3-8B)。

(3) 当患者完成躯干的旋转后,治疗师一手扶持患肩,另一手矫正患侧下肢的位置,使髋关节保持外展位,臀部与治疗台平行。

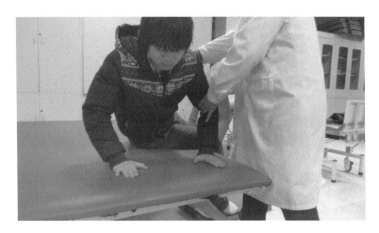

图1-3-8B 躯干向健侧旋转

【注意事项】

(1) 患侧下肢不得出现代偿,要保持外展,患侧臀部不得抬起。

(2) 患侧肩前伸,肘关节伸直,手指伸展置于治疗台上。

2. 躯干旋转抑制上肢痉挛训练

【目的】同上。

【动作要领】

(1) 当患者处于上述姿势时,治疗师位于患者的前面,用下肢控制患者患肢于外展位,一手辅助患肘充分伸展,并向下施加压力,同时患肩尽量前伸,诱导躯干屈曲、旋转(图1-3-9A)。

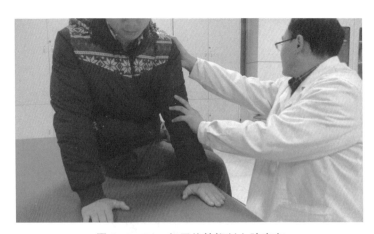

图1-3-9A 躯干旋转抑制上肢痉挛

(2) 当患者在上述姿势下放松后,维持体位不变,然后双手不离开治疗台,躯干左右移动,双侧上肢交替支撑体重,从一侧手的外侧缘支撑慢慢移至内侧缘,从一侧上肢转移到另一侧上肢,治疗师协助患肢保持正确体位,注意健侧上肢肘关节屈曲代偿,主要是躯干旋转不充分造成的(图1-3-9B)。

(3) 在维持上述姿势下,患肢双肘屈曲,鼻子尽量接近治疗台,健侧和患侧肘关节的连线与躯干平行,臀部不离开治疗台,头尽量向下移动。

(4) 当上肢屈曲痉挛明显减轻后,返回原来坐位姿势,患手与治疗师的手合在一起,在辅助下完成肩关节屈曲、肘关节伸展调整动作(图1-3-9C)。

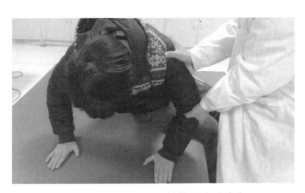 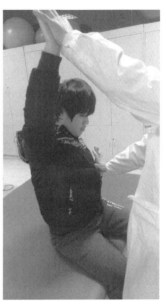

图1-3-9B　躯干旋转抑制上肢痉挛　　　　图1-3-9C　躯干旋转抑制上肢痉挛

【注意事项】双侧肢体动作要对称,头向下运动时通过双手中间位置。

3. 躯干下部的选择性屈曲训练

【目的】

(1) 提高躯干控制能力和骨盆固定作用。

(2) 减轻下肢痉挛,为步行训练做准备。

【动作要领】

(1) 患者取坐位,双足不着地,下肢交叉,重心向位于下方的下肢移动,位于上方的一侧臀部抬起,离开治疗台,然后两侧交替。治疗师一手协助躯干的稳定性,用前臂诱发头部的调正,另一手辅助臀部抬起,离开治疗台(图1-3-10A)。

(2) 如果痉挛严重,患者会出现骨盆后撤,患侧下肢很难交叉到健侧下肢上,开始练习时,治疗师协助固定上肢矫正躯干的姿势(图1-3-10B)。

(3) 通过上述训练逐渐减少辅助量,然后练习在下方的足着地、放平、重心充分转移。

【注意事项】完成训练时脊柱要保持伸展,两肩呈水平移动,不得出现左右倾斜。

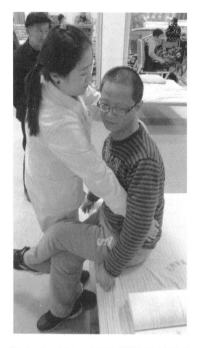

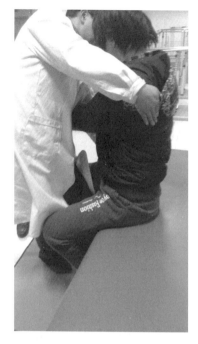

图 1-3-10A　躯干下部选择性屈曲　　　图 1-3-10B　躯干下部选择性屈曲

4. 躯干抗重力主动侧屈训练

【目的】

（1）促进上肢和肩的支撑能力。

（2）提高躯干控制能力和坐位平衡能力。

【动作要领】

（1）患者取坐位,治疗师位于前面,患者身体向一侧倾斜直至肘关节支撑于台上,然后独立返回直立坐位(图 1-3-11A)。

（2）治疗师一手扶持倾斜一侧的上肢进行诱导,另一手扶患者的肩,向倾斜方向轻轻推按,促进头的调正反应及健侧躯干侧屈(图 1-3-11B)。

（3）患者完成从健肘支撑返回到端坐位过程中,治疗师用手轻轻地握住患者健手,控制在一个位置上,刺激患侧躯干主动的控制能力。

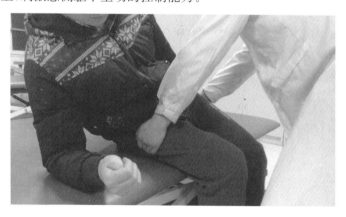

图 1-3-11A　躯干抗重力主动侧屈

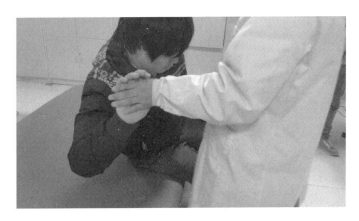

图 1-3-11B　躯干抗重力主动侧屈

【注意事项】

(1) 在完成上述动作时,依据患者能力给予合适的协助。

(2) 倾斜一侧的躯干要充分侧屈,头向另一侧调整,呈垂直状态。

5. 躯干上部的旋转训练

【目的】

(1) 促进躯干控制能力和减缓躯干伸肌张力。

(2) 为进食、洗脸、刷牙、梳头动作做准备。

【动作要领】

(1) 患者取端坐位,患侧手置于健侧肩上,治疗师一手一边维持患侧上肢位,一边用前臂将肩胛骨向前下方推按(图 1-3-12A)。

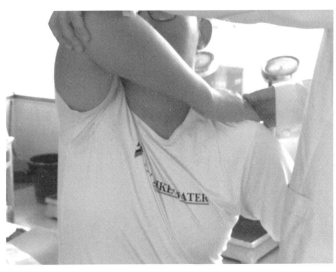

图 1-3-12A　躯干上部旋转

(2) 另一手置于患侧肋部下方,向正中和下方推按,诱发该部位肌肉收缩,出现患肘向健侧髋关节的方向运动(图 1-3-12B)。

(3) 患者取坐位,患侧上肢做肩关节屈曲、内收、外旋和肘关节屈曲动作(图 1-3-12C)。

（4）在肩关节不向后撤的情况下，反复练习肘关节随意屈伸运动，开始练习时应予以帮助。

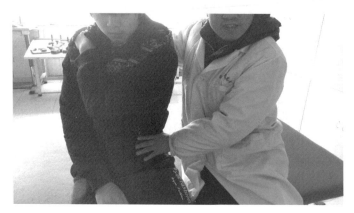

图 1 - 3 - 12B　躯干上部旋转

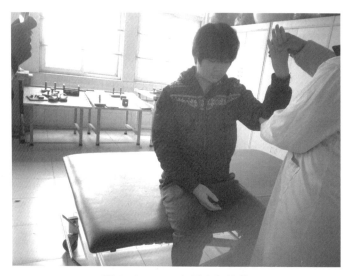

图 1 - 3 - 12C　躯干上部旋转

【注意事项】

（1）不得出现躯干后仰、伸展动作。

（2）髋关节不得出现屈曲动作。

六、坐位前后移动训练

【目的】

（1）防止患者在床上移动时，只用健侧手支撑，忽略患侧错误运动模式。

（2）改善平衡功能。

（3）诱发躯干的协调运动功能。

【动作要领】

（1）患者坐位双手交叉，在治疗师的帮助下，反复练习两侧臀部交替抬起离开床面动作（图 1 - 3 - 13A）。

（2）当患者可以独立完成上述动作时，治疗师扶持患者双侧髂嵴，协助骨盆旋转。

（3）辅助患者利用臀部交替支撑体重，向前、后移动（图1-3-13B），逐渐过渡到患者独立完成前后转移动作。

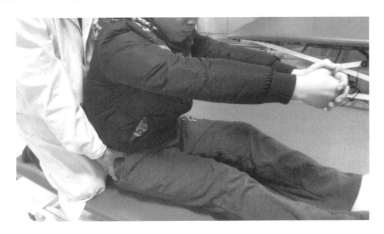

图1-3-13A　坐位前后移动

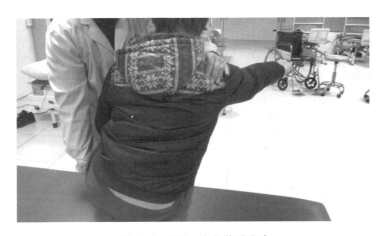

图1-3-13B　坐位前后移动

【注意事项】躯干保持伸展，头处于正中位。

七、患侧下肢交叉控制训练

【目的】

（1）提高坐位平衡能力及患肢控制能力。

（2）促进患肢分离运动，为训练穿脱裤子、鞋袜做准备。

【动作要领】

（1）患肢取坐位，治疗师一手扶持患侧足趾，维持足背屈位；另一手控制患侧下肢在不出现外展、外旋的情况下抬腿（图1-3-14A）。

（2）患者自己控制患侧下肢，慢慢将脚放回原地。

（3）熟练完成上述动作后，再将患肢抬起，交叉放置健腿上，然后放回原地；反复练习，直到协调独立完成（图1-3-14B）。

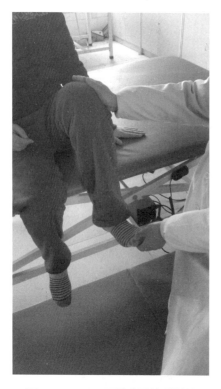 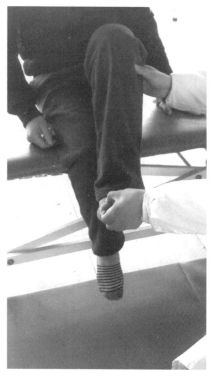

图 1 - 3 - 14A　下肢交叉控制训练　　　　图 1 - 3 - 14B　下肢交叉控制训练

【注意事项】

（1）全脚着地,足跟不得抬高。

（2）训练时,躯干不得后倾和向患侧后撤。

（3）足跟抬起时,不得出现足尖拖地动作。

第四节　从坐位到立位训练内容与方法

一、从坐位到立位训练

1. 躯干伸展前倾训练

【目的】

（1）步行前的基础训练。

（2）促进躯干与下肢分离运动。

（3）抑制全身伸肌模式。

【动作要领】

（1）患者取坐位,Bobath 握手,前臂置于治疗师腿上,治疗师一手控制患者躯干使其保持伸展,另一手在胸骨部控制,利用下肢外展诱发患者躯干前倾(图 1 - 4 - 1A)。

（2）患者双上肢自然下垂,治疗师在保持躯干前倾时,诱发膝关节向前移动,加大踝关节背屈角度。

（3）当躯干前倾时,患者下肢出现内收,治疗师用下肢协助控制患者髋关节外展、膝关节屈曲、全脚着地,反复训练躯干伸展状态下髋关节屈伸动作(图 1 - 4 - 1B)。

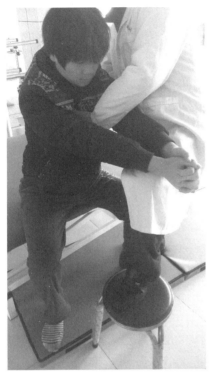
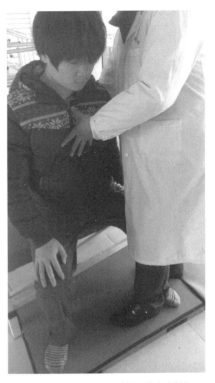

图 1 - 4 - 1A　躯干伸展前倾训练　　　图 1 - 4 - 1B　躯干伸展前倾训练

【注意事项】运动轴位于双侧髋关节连线上,脊柱不得出现侧弯。

2. 双手支撑起立训练

【目的】

（1）练习患肢负重。

（2）体会正确的立位动作模式。

【动作要领】

（1）患者取坐位,双足全脚着地,双手支撑在凳面上,重心前移超过双足(图 1 - 4 - 2A)。

（2）当患者的臀部抬起时,治疗师一手扶持患侧膝关节使其超过足尖,另一手扶持健侧大转子,协助患者完成站立动作(图 1 - 4 - 2B)。

（3）当上述动作完成得较好时,双手打开,去掉凳子支撑,双手轻轻向前摆动,重心前移,躯干伸展完成起立动作(图 1 - 4 - 2C)。

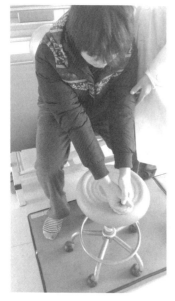
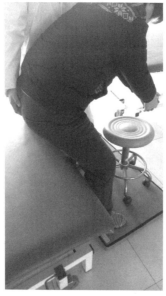
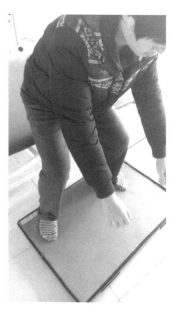

图 1-4-2A 双手支撑起立　　图 1-4-2B 双手支撑起立　　图 1-4-2C 双手支撑起立

【注意事项】

（1）预防用健侧肢代偿。

（2）动作要左右对称。

（3）防止出现患侧下肢髋关节屈曲、内收及内旋和足跟离地。患者跖屈可用楔形板矫正。

3. 辅助站起及坐下训练

【目的】

（1）训练起立动作的规范化。

（2）让患者体会正常运动感觉。

（3）抑制上、下肢痉挛。

【动作要领】

（1）治疗师用双腿夹住患者患膝关节，保持正常肢位。诱导髋关节轻度外展及膝关节屈曲，指示患者完成躯干前倾动作（图 1-4-3A）。

（2）治疗师用上肢和躯干夹住患侧上肢保护肩关节或放置胸骨，另一手置于第 8—10 胸椎处，协助患者躯干伸展（图 1-4-3B）。

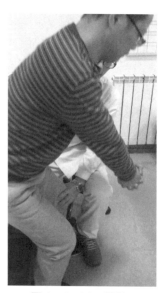

（3）当患者的臀部可充分抬起，治疗师改为诱导髋关节伸展训练，一手置于臀部，一手置于下腹部，使骨盆后倾，双下肢固定患侧膝关节，防止过伸，完成站立动作。

（4）从立位到坐位方法相同，动作相反（图 1-4-3C）。

【注意事项】

（1）全脚着地，动作过程中足跟不得离地。

（2）坐下动作要缓慢，提高控制能力。

图 1-4-3A 辅助
做站起训练

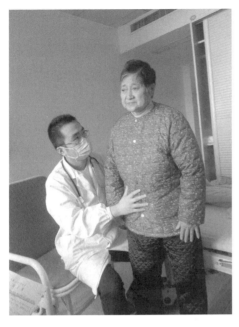 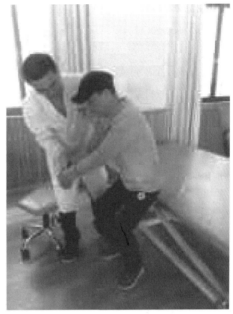

图 1 - 4 - 3B　辅助做站起训练　　　　图 1 - 4 - 3C　辅助做站起训练

4. 高坐位——站起训练

【目的】防止代偿,缓解下肢痉挛。

【动作要领】

(1)治疗师先将患足慢慢平放于地面,患者逐渐伸直下肢并负重,治疗师为防止下肢伸肌共同运动,保持足趾充分伸展(图 1 - 4 - 4A)。

(2)患者站立时,治疗师一手辅助患者髋关节伸直,另一手从患者身后绕向对侧腰部予以辅助。

(3)当患肢支撑稳定后,健侧足着地,完成站立动作(图 1 - 4 - 4B)。

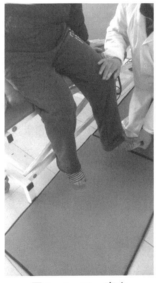 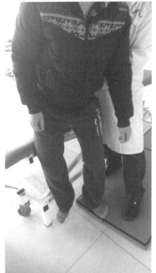

图 1 - 4 - 4A　高坐
位站起训练

图 1 - 4 - 4B　高坐
位站起训练

(4)返回治疗台时,患侧腿负重,健侧下肢屈曲,臀部坐于治疗台上,治疗师协助患侧髋关节充分伸展,重心向前移动,位于足的上方,掌握上述动作后,反复进行站立-坐下训练。

【注意事项】

(1)患者下肢负重防止膝关节过伸。

(2)患者下肢负重防止髋关节内收、内旋的动作。

5. 向高坐位转移训练

【目的】促进躯干和下肢分离运动。

【动作要领】

(1) 当患者下肢不能充分支撑体重时,使其臀部靠在床上呈立位,治疗师用双腿夹住患侧膝关节的前后位置,予以固定,双侧上肢扶持患者躯干。然后患者抬起健侧下肢,治疗师一手插入健侧大腿下方,旋转躯干(图1-4-5A),使其臀部坐在床上(图1-4-5B)。

(2) 治疗师移至健侧,一手从肩的后方伸向躯干,将患者身体重心向健侧转移;另一手协助患侧向后移动臀部完成患者向高床的移动动作(图1-4-5C)。

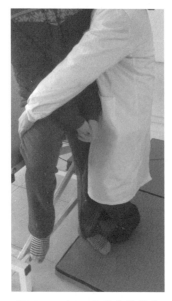 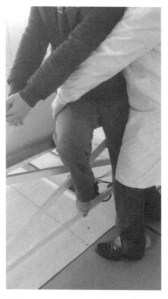 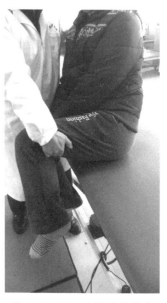

图1-4-5A 向高坐位转移　　图1-4-5B 向高坐位转移　　图1-4-5C 向高坐位转移

【注意事项】

(1) 适用于患侧下肢不能充分支撑体重的患者。

(2) 患侧下肢伸髋要充分。

二、负重训练

1. 患侧下肢负重训练

【目的】

(1) 提高躯干屈肌分离运动。

(2) 促进平衡反应能力。

(3) 抑制下肢痉挛。

【动作要领】

(1) 患者取坐位,双腿交叉,患侧在下,臀部从治疗台上抬起。治疗师从身后扶持对侧大转子,并用肩关节和上肢控制脊柱,防止屈曲,让躯干充分前倾,另一手辅助控制健侧膝关节。膝关节进行屈伸练习(图1-4-6A)。

（2）逐渐减少辅助,治疗师用手控制脊柱伸展,维持正常姿势,让患者独立完成膝关节屈伸练习(图1-4-6B)。

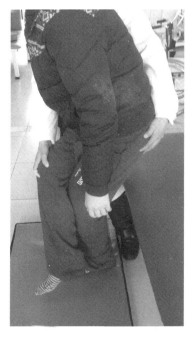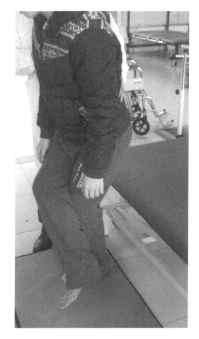

图1-4-6A　患侧下肢负重训练　　图1-4-6B　患侧下肢负重训练

【注意事项】足跟不得离地,防止足趾屈曲挛缩。

2. 单腿站立训练

【目的】

（1）诱发下腹部肌肉及髋关节周围的选择性活动。

（2）在患侧支撑体重情况下,体会膝关节的屈伸运动。

【动作要领】

（1）患侧单腿站立,面前摆放20 cm高的低木凳,将健侧下肢踏在上面,治疗者一手下压、前推患侧骨盆,辅助髋关节伸展;另一手置于健侧躯干协助将重心转移到患侧,然后返回原地。随着水平提高,可以增加踏凳的次数和延长负重时间(图1-4-7A)。

（2）当以上动作可以正确地反复进行时,将低木凳换成高木凳,治疗者一手置于患者背部,另一手置于胸骨下方,辅助患者躯干伸展,提高躯干上部的稳定性(图1-4-7B)。

（3）治疗者立于患侧,用双下肢夹住患侧膝关节,利用治疗者下肢的内收、外展动作诱导患肢的膝关节屈伸运动(图1-4-7C)。

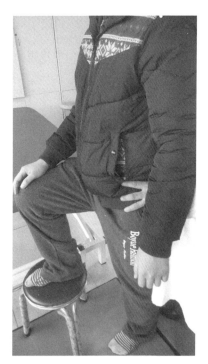

图1-4-7A　单腿站负重

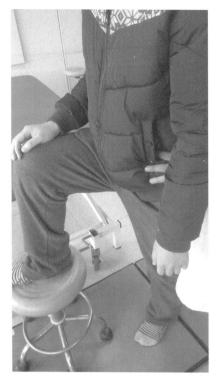 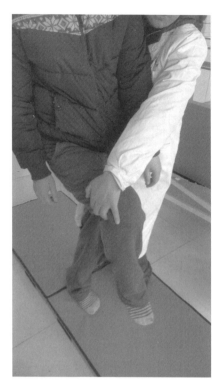

图 1-4-7B　单腿站负重　　　　图 1-4-7C　单腿站负重

【注意事项】

（1）患侧下肢膝关节不得出现过伸展。

（2）伴有膝关节过伸展的患者禁止进行患侧支撑体重训练。

（3）踏凳的健侧不得负重。

（4）感觉障碍、弛缓阶段或是由于痉挛而下肢不能维持伸展位的可配膝关节矫形器。

3. 患肢负重控制能力训练

【目的】

（1）训练腹肌控制能力。

（2）抑制患侧下肢的联带运动，强化选择性运动。

（3）提高立位平衡功能。

（4）患侧下肢负重练习。

【动作要领】

（1）患者双膝关节轻度屈曲，重心向患侧转移，治疗者坐在患者前面稍偏患侧的位置，用膝关节抵住患侧下肢外侧。一手协助患侧髋关节伸展，另一手刺激腹肌，提高腹肌紧张度（图 1-4-8A）。

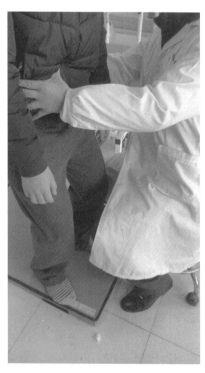

图 1-4-8A　患肢负重控制训练

（2）患者健侧足底抵于患侧膝关节内侧，然后进行健侧的髋关节外展、外旋（图1-4-8B）和内收、内旋动作（图1-4-8C）。

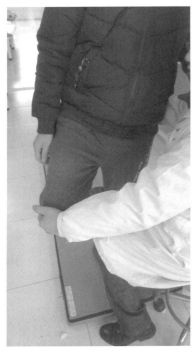

图1-4-8B　患肢负重控制训练　　图1-4-8C　患肢负重控制训练

【注意事项】

（1）治疗者要随时矫正患者的全身姿势。

（2）健侧足抵于患侧膝关节内侧时，躯干、骨盆及负重的下肢位置不变。

（3）膝关节控制能力差者可以配膝关节矫形器。

（4）患侧足趾下方可垫绷带卷抑制痉挛。

4. 健侧下肢外展患侧负重训练

【目的】

（1）进一步提高患侧下肢髋关节伸肌的选择性运动。

（2）训练患侧下肢与负重有关的肌肉活动。

【动作要领】

（1）在患者健侧下肢的侧方放一低凳，健侧下肢外展，将足置于凳上（不负重）。治疗者一手置于患侧髋关节协助保持伸展位，另一手置于健侧腰部，诱导体重向患侧下肢转移（图1-4-9A）。

（2）患侧下肢及躯干维持原姿势不变，抬起健侧足在空中保持，再放回原处。反复训练多次后放回原位。

（3）当患者没有辅助也可以完成时，治疗者一手维

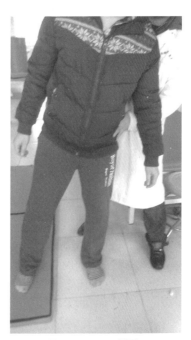

图1-4-9A　健肢
外展患肢负重

持患侧手腕关节背伸,手指伸展,利用胸部控制患侧上肢的伸展、外展以抑制患侧上肢因联合反应导致的上肢屈曲;另一手置于健侧腰部,维持患肢的负重(图1-4-9B)。

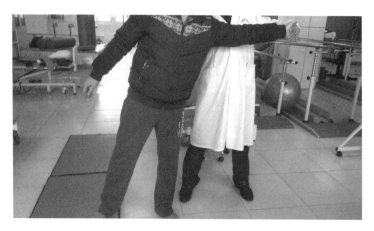

图1-4-9B　健肢外展患肢负重

（4）当以上的动作均能较好地完成时,治疗者一手置于患侧腋下,另一手使患侧上肢外展、外旋,健侧足反复练习外展、内收的运动(图1-4-9C)。

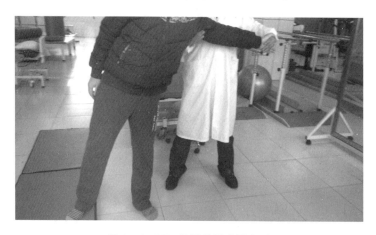

图1-4-9C　健肢外展患肢负重

【注意事项】置于木凳上的健侧下肢不得出现外旋,足尖朝向正前方,以增加患侧下肢髋关节伸肌选择性活动的难度。

5. 健肢负重患肢控制训练

【目的】

（1）改善平衡功能。

（2）提高躯干控制能力。

（3）诱发患侧下肢选择性活动。

（4）提高患侧下肢支撑体重的能力。

【动作要领】

（1）患者双手分开,与肩同宽,抓握体操棒,治疗师与患者手重叠协助握棒动作,并使腕关节保持背伸位。

（2）患者用患侧下肢单腿站立，健侧足轻轻踏于球体上，治疗师用脚将球前后滚动，患足随之运动，不得出现阻碍球滚动的动作（图1-4-10A）。

（3）健侧下肢支撑体重，患足置于球体上，随球的滚动完成屈伸运动（图1-4-10B、图1-4-10C）。

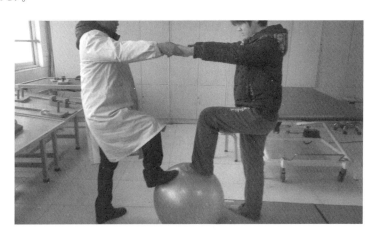

图1-4-10A 健肢负重患肢控制训练

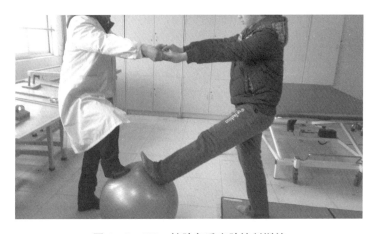

图1-4-10B 健肢负重患肢控制训练

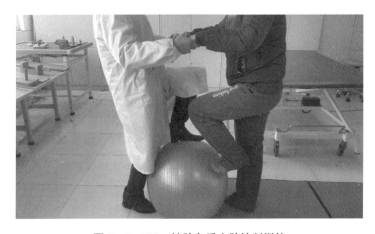

图1-4-10C 健肢负重患肢控制训练

【注意事项】

（1）防止支撑体重的患肢晃动，膝关节不得出现过伸展。

（2）当健侧下肢支撑时，要防止患侧髋关节出现内收和骨盆向健侧偏歪的代偿动作。

（3）治疗师无论何时都要固定患者双手及体操棒。

三、立位躯干运动训练

【目的】

（1）训练患者重心向前移动。

（2）诱导患者躯干调整能力。

【动作要领】

（1）患者面向治疗床呈立位，髋关节与床同高，治疗师一手轻轻推患者臀部，另一手控制胸骨，使躯干伸展，再让患者健侧下肢后退一步（图1-4-11A）。健侧上肢向前方上举，患手置于治疗台上，保持上肢抗痉挛姿势。治疗师一手协助控制患侧肘关节伸展，另一手扶持健侧骨盆诱导躯干运动（图1-4-11B）。

（2）患者双手交叉，患侧膝关节伸展，双侧肘关节屈曲支撑于治疗台上，然后慢慢起立（图1-4-11C）。

【注意事项】如果患者膝关节不能充分伸展或者伸膝出现踝关节跖屈，可佩戴矫形器。起立时，颈部保持屈曲，不得过伸展。

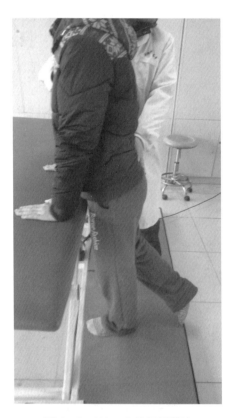

图1-4-11A 立位躯干训练

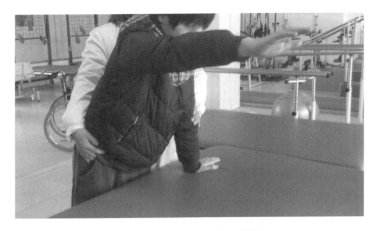

图 1-4-11B 立位躯干训练

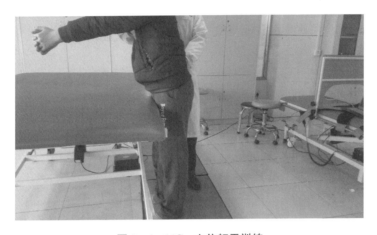

图 1-4-11C 立位躯干训练

四、立位骨盆前后倾训练

【目的】

(1) 诱发骨盆的选择性运动。

(2) 训练立位平衡功能。

(3) 提高躯干肌肉的控制能力。

【动作要领】

(1) 患者双下肢支撑体重,双膝关节轻度屈曲(约 20°),治疗者用双膝控制患者的下肢呈外展、外旋位。

(2) 治疗者一手置于患者臀部,另一手置于下腹部,协助患者完成骨盆前后倾运动(图 1-4-12A)。

(3) 随着骨盆前后倾运动幅度加大,体重逐渐向患侧下肢转移,在骨盆持续进行前后倾运动的同时,慢慢将健侧下肢抬起(图 1-4-12B)。

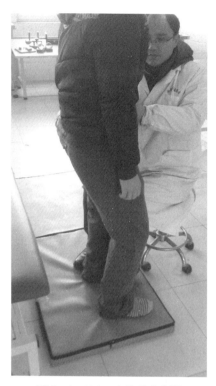 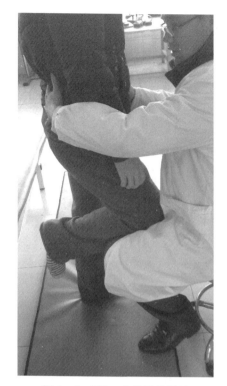

图 1-4-12A　立位骨盆训练　　　　　　图 1-4-12B　立位骨盆训练

【注意事项】

（1）骨盆完成前后倾运动时，双膝关节角度不变。

（2）骨盆运动使腰椎出现屈曲、伸展时，胸椎应保持稳定。

（3）重心向患侧转移时，骨盆运动不得中止。

（4）健侧下肢抬起完成骨盆前后倾运动时，髋、膝关节不得摆动，以免因出现代偿而妨碍患侧躯干的运动。

五、立位髋关节运动训练

1. 髋关节分离运动诱发训练

【目的】

（1）诱发髋关节伸展的同时完成外展、外旋运动（分离运动）。

（2）抑制联带运动对患肢运动功能的影响。

【动作要领】

（1）患者背靠墙壁呈立位，双侧髋关节外展、外旋，膝关节屈曲。

（2）双膝关节屈曲，背部沿着墙壁下滑，治疗师位于患者对面，用双手协助患者使髋关节进一步外展、外旋（图 1-4-13A）。

（3）当双髋关节已充分外展、外旋后，治疗师用手刺激患者腹部使其腹肌张力增高（图 1-4-13B）。

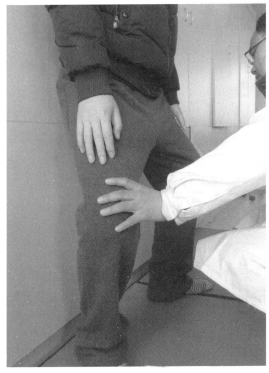

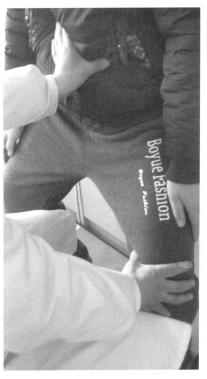

图 1-4-13A 髋关节分离运动　　　　图 1-4-13B 髋关节分离运动

【注意事项】

(1) 头部及背部不得离开墙壁。

(2) 患足平放于地面,不得出现内翻或外翻。

(3) 治疗者的手在沿小腿纵轴方向向下压的同时,向外轻推使髋关节外展、外旋。

2. 躯干与髋关节的分离运动训练

【目的】

(1) 诱发躯干与髋关节屈肌、伸肌的选择性交替运动。

(2) 提高腹肌的控制能力。

(3) 为正常步行打基础。

【动作要领】

(1) 患者取坐位,双侧上肢向前方伸出置于治疗台上(图 1-4-14A)。治疗师双手向下按压背部,促使其伸展。矫正胸椎屈曲后,治疗师双手拇指按压腰骶部脊柱后凸处,一般在第 5 腰椎附近(图 1-4-14B)。反复练习躯干的屈曲与伸展(图 1-4-14C)。

(2) 患者坐在治疗台上,躯干后倾,双下肢主动上抬,髋、膝、踝关节

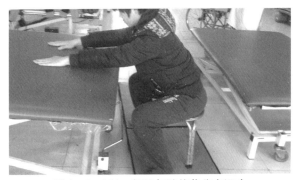

图 1-4-14A 躯干与髋关节分离运动

分别保持90°,开始训练时治疗师给予协助,使患者躯干伸展,头与躯干在一条直线上。然后双足落地,仍然保持髋、膝关节的角度(图1-4-14D)。

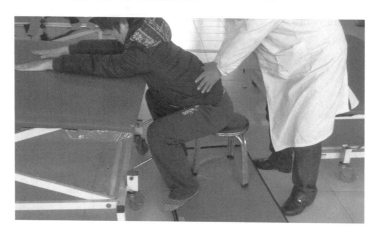

图1-4-14B 躯干与髋关节分离运动

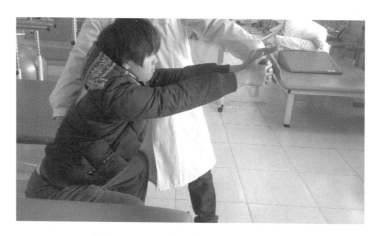

图1-4-14C 躯干与髋关节分离运动

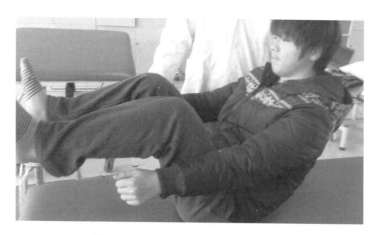

图1-4-14D 躯干与髋关节分离运动

【注意事项】

(1) 患者取坐位时,躯干呈屈曲状态应予以调整(图1-4-14A)。

(2) 上肢功能良好者上肢可自然下垂,如功能较差,可以双手交叉置于胸前。

(3) 训练中躯干的屈曲与伸展动作交替进行。

(4) 主动上抬下肢时,髋关节不得出现外展、外旋。

(5) 躯干伸展、前倾时,防止髋关节内收。

3. 髋关节伸展位的主动控制训练

【目的】

(1) 患侧下肢处于摆动相的下肢控制能力练习。

(2) 改善立位平衡功能。

(3) 诱发髋关节伸展状态下膝关节屈曲的分离运动。

(4) 提高躯干侧屈肌的控制能力。

【动作要领】

(1) 治疗师一手置于患者胸部维持身体的平衡,另一手将患侧下肢的膝关节屈曲,训练患侧下肢单腿站立及患肢的分离运动(图1-4-15A);用双侧下肢夹住患侧小腿,一手调整躯干的伸展,另一手调整骨盆的位置,防止出现代偿动作(图1-4-15B)。

(2) 待姿势正确后,让患者自己控制慢慢放下患足,使足尖于健足后方着地。当患者完成有困难时,也可用一手控制躯干的稳定,另一手协助患足按规定动作要领慢慢着地(图1-4-15C)。

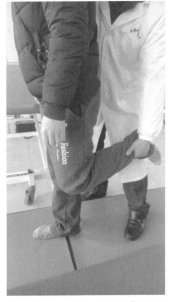

图1-4-15A　髋关节伸展位控制训练

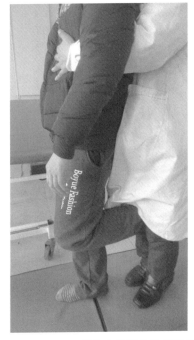

图1-4-15B　髋关节伸展位控制训练

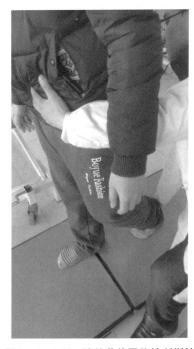

图1-4-15C　髋关节伸展位控制训练

【注意事项】

（1）完成动作的全过程躯干不得屈曲。

（2）抬小腿时骨盆不得出现代偿动作。

（3）尽量利用患者自己的力量控制患足慢慢落地。

六、立位上肢主动训练

【目的】

（1）利用立位双侧上肢活动，提高躯干的控制力。

（2）诱发患者的立位平衡功能。

【动作要领】

（1）患者双手握体操棒水平上举，保持肩关节屈曲、肘关节伸展，治疗师快速叩击体操棒，令患者保持平衡（图1-4-16A）。

（2）治疗师在前方叩击体操棒可以刺激腹部肌肉活动，还可以变换位置，改变外力方向刺激不同肌肉的调整活动。

（3）双手握体操棒击打皮球，治疗师站在患侧，协助固定握持体操棒的患手，双侧肘关节伸展姿势下打球时，刺激躯干伸肌，如将肘关节屈曲，边击球边伸展肘关节，则刺激腹肌的肌肉活动（图1-4-16B）。

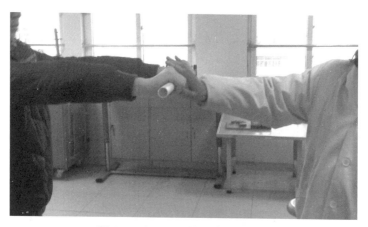

图1-4-16A　立位上肢主动训练

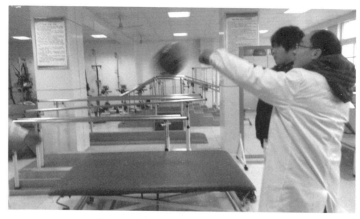

图1-4-16B　立位上肢主动训练

【注意事项】

（1）患者在具备独立立位的条件下进行。

（2）外力大小要适度并注意安全。

七、立位踝关节训练

【目的】

（1）抑制屈肌联带运动对下肢运动功能的影响。

（2）改善踝关节主动跖屈功能。

【动作要领】

（1）诱导患者在坐位、立位姿势下的踝关节主动跖屈功能。患者面向墙壁呈立位姿势，健侧手轻轻扶墙壁，足跟翘起的同时膝关节屈曲，头保持原来的高度。治疗师矫正患者的姿势，使其脊椎伸展，腹部肌肉紧张，足趾伸展（图1-4-17A）。

（2）练习后患者手离开墙壁，能独立维持平衡并反复进行抬足跟运动。

（3）对踝关节主动跖屈有困难的患者，治疗师一手控制患侧足趾伸展，一手扶持足跟协助踝关节进行跖屈运动（图1-4-17B）。

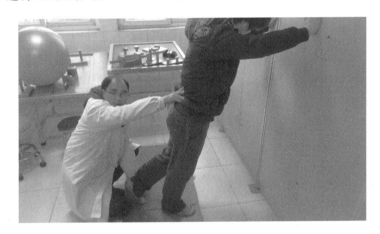

图1-4-17A 踝关节主动训练

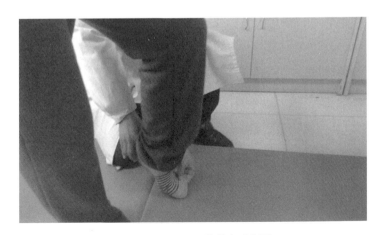

图1-4-17B 踝关节主动训练

【注意事项】

(1) 足趾不得屈曲。

(2) 踝关节不得出现内翻。

(3) 双膝关节屈曲时,躯干要充分伸展。

八、平衡训练

1. 坐位平衡反应诱发训练

坐位平衡反应是脑皮质水平的反应,在小儿出生后 10～12 个月出现,保持一生。如果坐位平衡反应受到破坏,则患者不能独立保持平衡坐位姿势。

【目的】

(1) 促进坐位平衡。

(2) 提高日常生活活动能力。

【动作要领】

(1) 患者取端坐位,在治疗师保护下,完成躯干的屈曲、伸展、左右倾斜及旋转运动(图 1-4-18A)。

(2) 患者取高坐位,治疗师手握患者的小腿向两侧摆动,破坏身体平衡,诱发患者头部、躯干向中线和一侧上、下肢外展的调整反应。

(3) 当患者完成一、二级平衡后,通过外力破坏患者坐位平衡,患者两手抱肘,诱发头部及躯干向中线的调整反应(图 1-4-18B)。

【注意事项】

(1) 坐位平衡训练可在长坐位和端坐位下进行。

(2) 防止患者心理紧张,影响平衡。

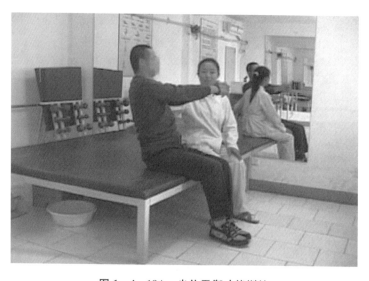

图 1-4-18A 坐位平衡功能训练

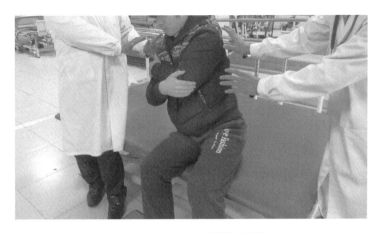

图 1-4-18B 坐位平衡功能训练

2. 手膝位平衡训练

【目的】加大平衡反应难度,提高平衡反应水平。

【动作要领】患者取手膝位,在能控制姿势的情况下,完成重心向前、后的移动。

手膝位控制好后,再练习三点支撑、两点支撑。根据患者情况,治疗师给予适当的辅助(图 1-4-19A、图 1-4-19B)。

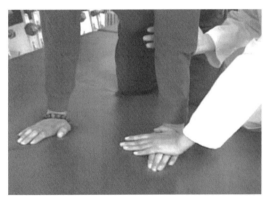

图 1-4-19A 手膝位平衡训练

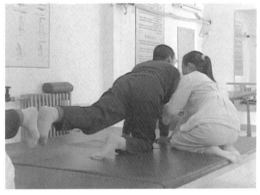

图 1-4-19B 手膝位平衡训练

【注意事项】

(1)练习时注意保护患侧肘关节和膝关节,防止外伤。

(2)年长者、体弱患者尽量不使用此动作。

3. 跪位平衡训练

跪位平衡反应是在小儿出生后 15 个月时出现并维持一生的反应,此反应受到破坏,患者不能独立步行。

【目的】促进跪位平衡,提高日常生活活动能力。

【动作要领】

(1)让患者在肋木前取跪位,双手握住肋木保持身体的稳定,治疗师位于患者身后,协助控制骨盆,调整姿势,根据患者功能情况,给予协助或破坏平衡,诱发患者的调整能力。

（2）当患者达到独立跪位水平时，练习单腿跪位，治疗师控制患者双肩，用膝关节调整患者骨盆的位置，使髋关节充分伸展，保持躯干正直(图1-4-20A)。

（3）练习跪位平衡，治疗师双手控制患者肩部，使躯干出现正常的旋转(图1-4-20B)。

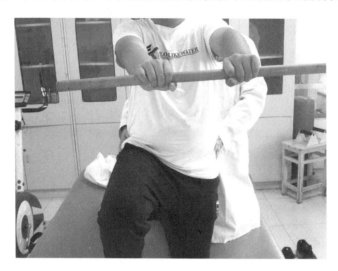

图1-4-20A　跪位平衡训练

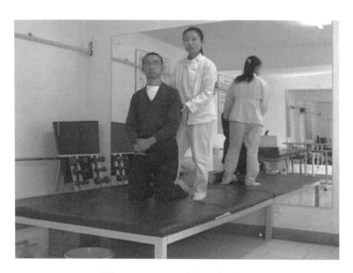

图1-4-20B　跪位平衡训练

【注意事项】跪位平衡训练时，注意髋关节要充分伸展，骨盆与双肩向相反方向旋转。

1. 立位平衡训练

立位平衡反应在小儿出生后15～18个月时出现，维持一生，是人类步行的基本条件。当立位平衡反应受到破坏时，即使四肢功能正常也不能独立步行。

【目的】

（1）诱发平衡反应。

（2）为独立步行做准备。

【动作要领】

(1) 让患者在平行杠进行站立姿势和双下肢重心的转移,随着静态稳定性的提高,再让患者站立于平衡板,治疗师缓缓摇动平衡板,诱发患者头部及躯干的调整能力(图1-4-21A)。

(2) 患者与平行杠呈垂直位,站立于平衡杠上,治疗师双手协助控制患者骨盆(图1-4-21B)。

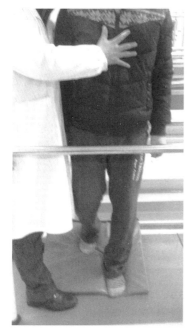

图1-4-21A 立位平衡训练　　　　图1-4-21B 立位平衡训练

【注意事项】

(1) 将平衡板放置于平行杠内进行训练。

(2) 平衡板摇摆的速度要缓慢,减少患者紧张情绪。

第五节　步行训练

一、辅助步行训练

1. 抑制上肢联合反应步行训练

【目的】抑制躯干侧屈和上肢联合反应,促进患者体会正常的步行感觉。

【动作要领】

(1) 治疗师协助患侧上肢屈曲90°,一手帮助患者肘关节伸直,同时治疗师用肘关节抵住患者胸廓,另一手维持腕关节背伸及手指的伸展,拇指外展(图1-5-1A)。

(2) 利用治疗师的外力诱导患者重心向前移动行走(图1-5-1B)。

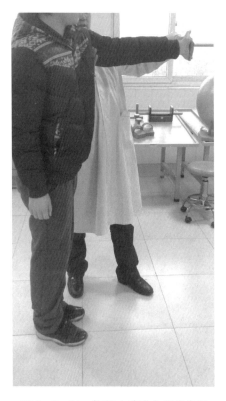
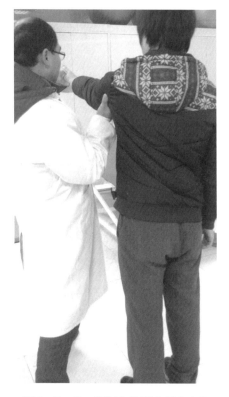

图 1-5-1A　抑制上肢联合反应步行　　　图 1-5-1B　抑制上肢联合反应步行

【注意事项】

（1）步行时保持两肩水平。

（2）保持躯干伸直，不要侧屈。

2.控制肩部步行训练

【目的】

（1）促进步行的对称性，抑制下肢痉挛。

（2）促进步行上肢协调性。

【动作要领】

（1）治疗师位于患者身后，双手轻轻放在患者肩上，拇指在后，四指在前，当患侧下肢处于支撑相，健侧下肢迈出时，在足跟着地前健侧肩胛骨向后方旋转，可防止患侧足外旋（图 1-5-2A）。

（2）当患肢处于摆动相时，治疗师诱发患者双上肢呈对角线摆动。双侧上肢有节奏地自然摆动，可导致躯干旋转，对正常步态的诱发有明显的效果（图 1-5-2B）。

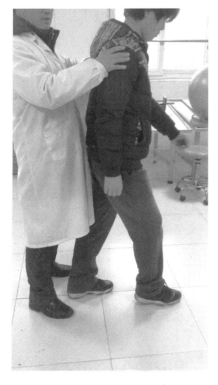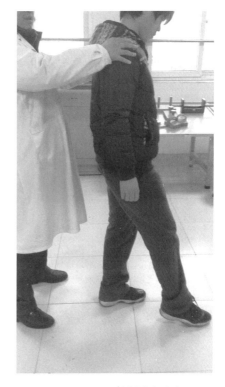

图 1－5－2A　控制肩部步行　　　　　　图 1－5－2B　控制肩部步行

【注意事项】

（1）治疗师的手法与步行一致。

（2）治疗师的手法控制要符合正常步行模式。

（3）随着步行逐渐正常，辅助逐渐减少。

3. 控制骨盆步行训练

【目的】

（1）防止步行时骨盆前倾和上抬。

（2）防止膝关节过伸，矫正异常步态。

（3）改善步行平衡能力。

【动作要领】

（1）治疗师双手置于患者骨盆两侧，用拇指抵住臀部，使髋关节伸展、骨盆后倾。

（2）当健侧下肢处于摆动相时，治疗师协助患者重心移至患足，防止膝关节过伸，维持患肢支撑相稳定，同时协助患者重心向前方移动（图 1－5－3A）。

（3）当患侧下肢处于摆动相时，髋、膝关节放松，足跟向内侧倾斜，即髋关节外旋。治疗师将骨盆向前下方加压，防止骨盆上抬，同时协助患者向前方旋转（图 1－5－3B）。

【注意事项】

（1）根据患者步态，要即时调整控制力度。

（2）治疗师要充分熟悉步态分析。

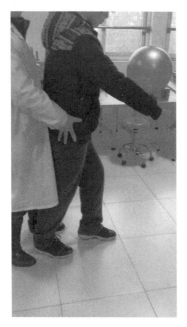

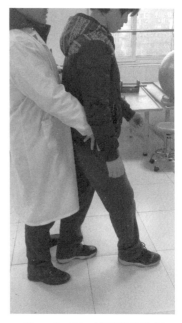

图 1 - 5 - 3A　控制骨盆步行　　　　　图 1 - 5 - 3B　控制骨盆步行

4. 控制胸部步行训练

【目的】克服步行时胸椎的屈曲、躯干侧屈、重心后移导致的患侧摆动困难。

【动作要领】

（1）治疗师一手置于胸骨下端，另一手置于背部相应高度的位置，双手固定患者胸廓，手指向上用力提拉并与步行一致，将身体向前方诱导（图 1 - 5 - 4A）。

（2）治疗师的步调与患者同步，通过双手辅助，诱发出患侧下肢的摆动相（图 1 - 5 - 4B）。

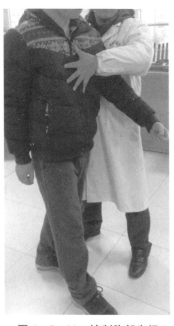

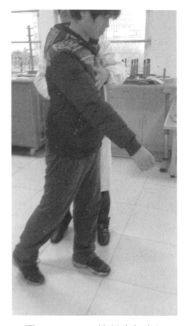

图 1 - 5 - 4A　控制胸部步行　　　　　图 1 - 5 - 4B　控制胸部步行

【注意事项】

（1）治疗师的辅助要与患者的实际步行能力相一致。

（2）要求患肢步幅加大，出现摆动相的反应。

5. 向患侧横向迈步训练

【目的】

（1）改善患者立位平衡功能。

（2）提高实用性步行能力。

（3）促进髋、膝关节的分离运动。

【动作要领】

（1）治疗者位于患者患侧，一手置于患者腋窝，使患者躯干伸展，另一手置于健侧骨盆，使患者身体重心移向患肢。然后嘱患者健侧下肢从患肢前方横向迈出（图1-5-5A）。

（2）患者健侧下肢向患侧迈出，治疗师可用旋转患侧躯干和骨盆的方法协助动作的完成。当步行能力改善时，逐渐减少旋转的角度。

（3）当患者能控制骨盆和下肢时，治疗师双手置于患者肩部，根据患者的能力给予辅助，或施加外力破坏患者的平衡，增加步行难度（图1-5-5B）。

（4）当患者完成出色时，治疗师扶持患者，给予外力，突然改变运动方向，使患者出现横跨步的反应（图1-5-5C）。

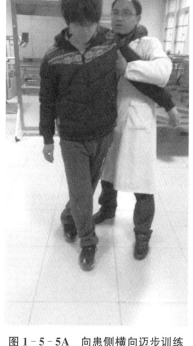

图1-5-5A　向患侧横向迈步训练

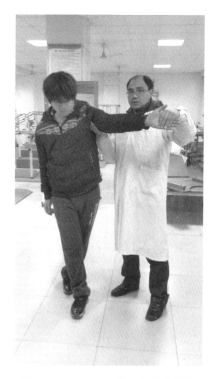

图1-5-5B　向患侧横向迈步训练　　图1-5-5C　向患侧横向迈步训练

【注意事项】

（1）无论健侧还是患侧迈步均要保持双足平行。

（2）施加外力时一定要注意安全。

6. 向健侧横向迈步训练

【目的】

（1）改善平衡,提高步行能力。

（2）促进下肢肌肉活动,改善步态。

【动作要领】

（1）治疗师一手置于患侧骨盆,协助身体重心移动;另一手置于健侧肩部,调整躯干的姿势。嘱患侧下肢在健侧下肢前方横向迈步,迈出的患足要与健足平行,足尖方向一致(图1-5-6A)。

（2）将患侧下肢向健侧方向迈出。治疗师双手可置于骨盆处,协助控制身体的平衡和重心的转移(图1-5-6B)。

（3）利用治疗师的上肢协助控制患侧躯干的伸展(图1-5-6C)。

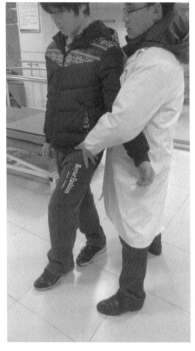

图1-5-6A 向健侧迈步训练

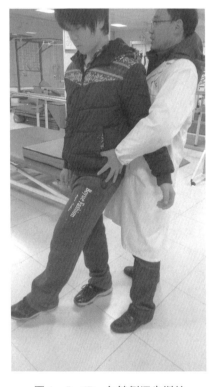

图1-5-6B 向健侧迈步训练

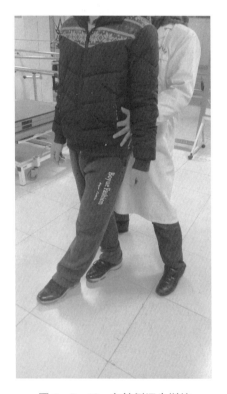

图1-5-6C 向健侧迈步训练

【注意事项】横向步行时始终保持躯干的姿势,防止侧屈。

7. 向后方倒退步行训练

【目的】

(1) 抑制患侧下肢伸肌联带运动。

(2) 诱发下肢分离运动。

(3) 强化步行基本功训练。

【动作要领】

(1) 治疗师一手将患者足趾保持背伸位,另一手置于臀部,协助患者防止出现骨盆向上、向后方移动(图1-5-7A)。

(2) 患者健手扶治疗台,将患侧下肢放松,由治疗师辅助,将膝关节、踝关节屈曲向后方迈出一小步,如此反复练习。当无抵抗感时,指示患者健手离开治疗台,独立完成,治疗师的辅助逐渐减少(图1-5-7B)。

(3) 健侧患侧交替练习,达到稍加辅助就能完成时,开始练习倒退步。治疗师一手置于患者下腹部使躯干前屈,另一手置于骨盆后面,保持骨盆水平,并将重心向后诱导。

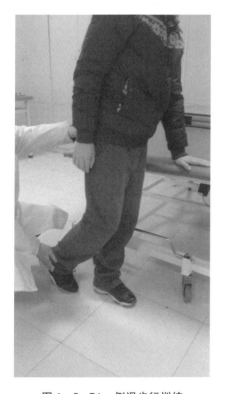

图1-5-7A　倒退步行训练

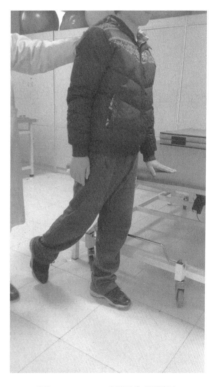

图1-5-7B　倒退步行训练

【注意事项】

(1) 患侧骨盆不得出现上举动作。

(2) 背部肌肉要放松。

(3) 当患肢抬起时,往往伴有踝关节内翻,要嘱咐患者足跟向内侧方向偏斜。

二、利用器械协助步行训练

1. 持球步行训练

【目的】诱导重心前移,改善躯干稳定性,加大患肢步幅。

【动作要领】

(1)患者双手抱球,重心前移,抑制患侧上肢肘关节、手指屈曲(图1-5-8A)。

(2)治疗师协助患者固定球,在向前诱导球体的同时随着步行向两侧轻度摆动诱发躯干旋转。逐渐减少治疗师的辅助,使之能独立持球步行(图1-5-8B)。

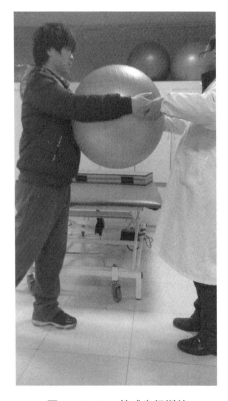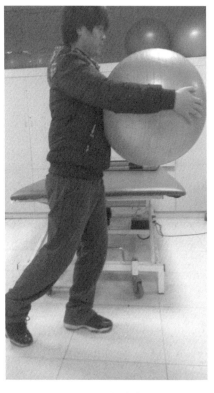

图1-5-8A　持球步行训练　　　图1-5-8B　持球步行训练

【注意事项】

(1)双肩保持水平。

(2)步幅尽量加大。

(3)训练中注意矫正步幅小、柔韧性差的异常模式。

2. 持棒步行训练

【目的】

(1)矫正步行时躯干后倾模式。

(2)抑制步行时上肢联合反应。

(3)加大步幅。

【动作要领】

（1）患者双上肢前平举，握体操棒。治疗师协助患手握棒，维持正确姿势（图1-5-8C）。

（2）患者用棒推治疗师，治疗师予以对抗，根据推力的大小指示患者调整（图1-5-8D）。躯干在正常的前倾状态下练习步行（图1-5-8E）。

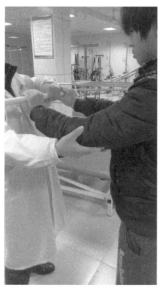
图1-5-8C
持球步行训练

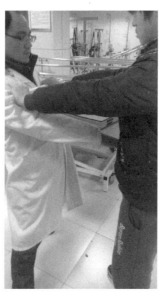
图1-5-8D
持球步行训练

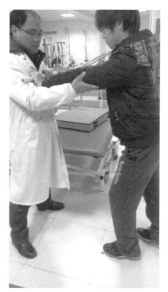
图1-5-8E
持球步行训练

【注意事项】

（1）患者持棒时要保持腕关节背伸。

（2）患者腰椎保持伸展，腹部不得前凸，前倾的运动轴位于双侧踝关节。

三、抗阻步行训练

【目的】

（1）诱导躯干前倾。

（2）抑制骨盆上抬，踝关节跖屈。

（3）刺激腹部肌肉收缩。

【动作要领】

（1）治疗师掌指关节屈曲，手指的背侧置于胸骨下1/3处，患者身体前倾支撑于治疗师的手上，对抗治疗师向后的外力（图1-5-9A）。

（2）身体重心前倾时的步行练习。部分患者会诱发出踝关节的背屈（图1-5-9B）。

【注意事项】躯干保持伸展，身体呈一条直线。

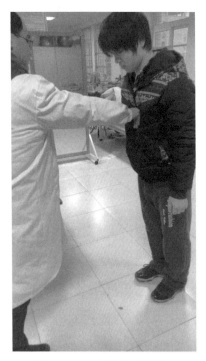

图 1-5-9A 抗阻步行训练

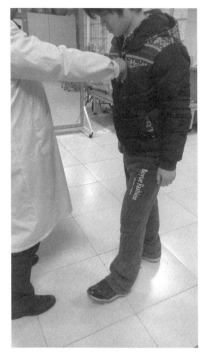

图 1-5-9B 抗阻步行训练

四、控制膝关节过伸步行训练

【目的】

（1）诱导髋关节伸展。

（2）促进膝关节屈曲，防止膝关节过伸。

【动作要领】

（1）治疗师位于患侧，一边和患者同步前进，一边用手支撑患侧肘关节，使上肢伸展，诱导重心前移。

（2）另一手呈五指并拢，掌指关节屈曲，当患者下肢摆动至前方、足跟刚刚着地时叩击患侧臀部，诱导髋关节伸展，待患者下肢摆动相开始时，抬手做下一次叩击的准备（图 1-5-10）。

【注意事项】

（1）叩击的时间和力度要合适。

（2）此手法应用于髋关节后方移动的患者。

五、缩小步宽步行训练

【目的】减小步宽。

【动作要领】

（1）地面画一条直线，患者双髋关节外旋，双足足弓通过直线练习步行。治疗师一手置于股骨近端辅

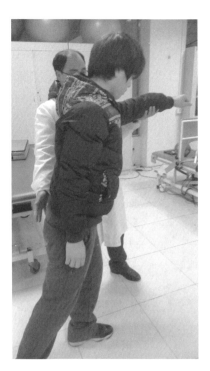

图 1-5-10 控制膝关节步行训练

助髋关节伸展,另一手置于对侧骨盆,辅助健侧下肢踏在直线上(图1-5-11A)。

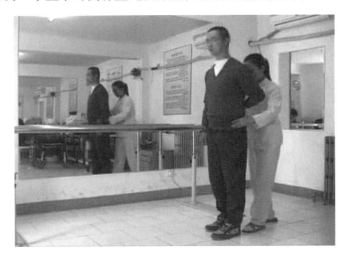

图1-5-11A　直线步行训练

（2）当双足均能踏在直线上步行时,治疗师一手置于胸骨角,另一手置于胸椎,维持胸廓的稳定。

（3）治疗师可将双手置于患者双肩,使肩胛骨内收,帮助躯干的伸展(图1-5-11B)。

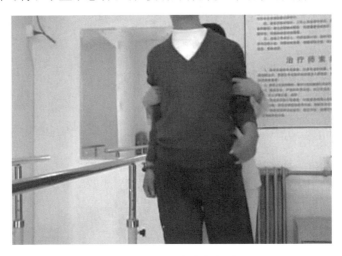

图1-5-11B　直线步行训练

【注意事项】

（1）双足都要踏在直线上。

（2）躯干姿势要正确。

六、步行节律训练

1. 拍球步行训练

【目的】

（1）训练步行的自动化。

（2）改善步行节奏。

【动作要领】

(1) 患者用健侧手边拍球边行走,节奏和方法可根据患者情况设计(可用小球)。

(2) 用较大的皮球,在治疗师的帮助下,患者双手抱球、拍球、接球,在此训练基础上,根据患者情况设计边拍球边行走的训练(图1-5-12)。

(3) 嘱患者双手交叉,肩关节屈曲,肘关节伸展,前臂托球练习行走。

【注意事项】

(1) 抱大球步行时,患侧肘关节尽量伸展,腕关节背伸,易化上肢分离运动。

(2) 随着水平提高增加训练难度,提高步行速度。

2. 击掌步行训练

【目的】

(1) 诱导步行时身体重心前移。

(2) 矫正患侧膝关节过伸展。

(3) 转移患者注意力,提高实用性步行能力。

【动作要领】

(1) 患者边击掌边行走,每当足跟踏地时击掌,使步行节奏与掌声一致(图1-5-13)。

(2) 可以根据患者步行能力设计步行方案,如节奏的快慢、起步和停止的信号等。也可利用节拍器,作为同步节奏信号。

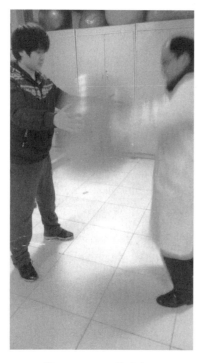

图1-5-12 拍球步行

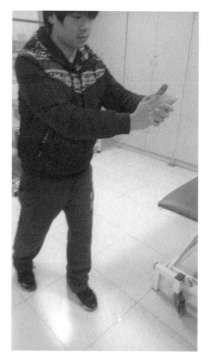

图1-5-13 击掌步行

【注意事项】

(1) 节拍器的节奏从缓慢开始,逐渐加速,节奏要变换,脚步与节奏吻合。

(2) 随着水平的提高,可以增加难度,提高步行训练的实用性。

第二章 偏瘫患者上肢功能
康复训练图解

有人说中风患者的下肢比上肢容易康复治疗,这是因为我们走路时必须依靠下肢用力,但上肢大部分的动作均可通过健手完成。患者有时出于情急,或者以"应付日常活动便可以"为目标,以健侧代偿,从而忽略了训练患侧上肢的重要性。

其实,在坐位阶段,患者的上肢就有不同程度的康复,当然也要视病情严重程度和康复进展而定。如果上肢进展良好,可以开展更多的上肢肌力及控制能力训练,否则需要进行多一些的伸展运动及基本训练。

第一节 肩胛带运动控制训练

1. 肩胛骨运动训练

【目的】

(1) 提高肩胛胸廓关节运动功能。

(2) 矫正肩胛骨后撤、下沉的异常姿势。

(3) 缓解上肢痉挛。

【动作要领】

(1) 肩胛胸廓关节的被动训练。患者取坐位,治疗师一手扶持患侧上肢近端,一手托住肩胛骨下角,辅助患者完成肩胛骨上举→外展→下降→内收,完成逆时针方向运动。然后根据患者情况进行相反方向的运动。随着患者主动运动的出现,逐渐由被动运动过渡到辅助主动运动、主动运动(图2-1-1A)。

(2) 患者健手搭在患肩上,让患侧做肩关节向自己鼻子的方向运动,使肩胛骨前伸,矫正肩胛骨后撤的异常姿势(图2-1-1B)。

(3) 患者取坐位,患侧上肢肘关节伸展,腕关节背伸,手指外展、伸展,置于治疗台上。治疗师协助患者控制肘关节平伸展位,患者向患侧倾斜,使患侧躯干伸展、肩胛骨上举(图2-1-1C)。

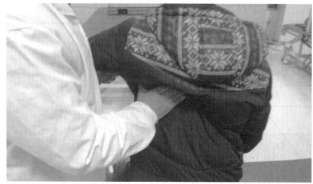

图 2-1-1A　肩胛骨训练

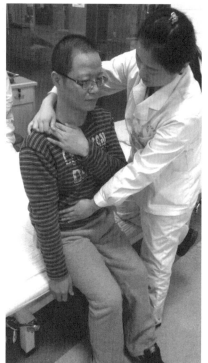

图 2-1-1B　肩胛骨训练

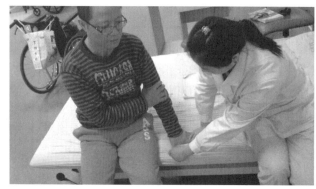

图 2-1-1C　肩胛骨训练

【注意事项】

（1）训练时患者应保持放松状态。

（2）患肢负重练习要逐渐加大负荷。

（3）保持经常练习，如每日仅在训练室内训练，则效果欠佳。

2. 肩胛带负重训练

【目的】

（1）提高肩胛带的控制能力。

（2）缓解上肢痉挛。

【动作要领】

（1）患者面向治疗台，双手支撑于治疗台上。为缓解上肢痉挛，治疗师协助完成患肢肘关节伸展位，腕关节背伸，手指伸展，让患者身体重心前移，用上肢支撑体重，然后完成重心向左、右交替转移，骨盆前倾、后倾，练习肩关节各方向的控制（图 2-1-2A）。

（2）患者背向治疗台，双侧上肢伸展、外旋，腕关节背伸，手指伸展，支撑在治疗台上，髋关节、膝关节伸展，使臀部离开治疗台，上肢充分负重。完成骨盆的后倾运动，调整肩关节的负重（图 2-1-2B）。

（3）患者取膝手卧位，治疗师协助患肢肘关节伸展，根据患者上肢负重水平，用移动身体重心的方法调整负荷。治疗师可在肩胛骨处施加外力，或垂直向下，或前后、左右轻轻摆动。使上肢远端固定，活动近端，缓解上肢痉挛（图 2-1-2C）。

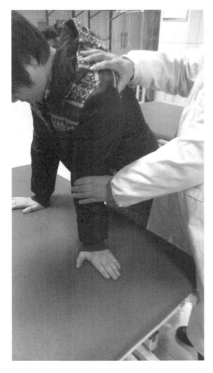 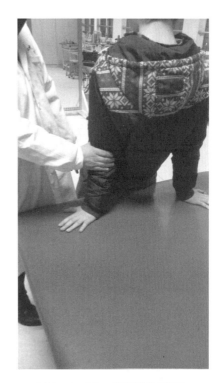

图 2－1－2A　肩胛带负重训练　　　　　图 2－1－2B　肩胛带负重训练

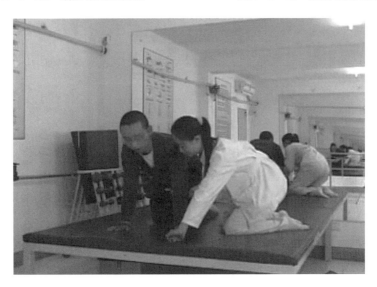

图 2－1－2C　肩胛带负重训练

【注意事项】

（1）训练时,不得出现关节疼痛。

（2）在病房内坚持训练,逐渐增加训练次数。

3.肩胛带抗阻力训练

【目的】

（1）提高肩胛骨周围肌肉的控制能力。

（2）抑制肩胛骨后撤及向外下方旋转。

（3）改善肩关节半脱位。

【动作要领】

（1）患者取健侧卧位，双侧下肢屈曲，患侧肩关节屈曲，肘关节伸展，前臂旋后，腕关节背伸。治疗师握患手，沿上肢纵轴向肩关节处施加压力，患者予以对抗（图2-1-3A）。

（2）患者取立位，患侧上肢在治疗师的协助下完成肩关节外展、肘关节伸展、腕关节背伸，治疗师一手握住患手沿上肢纵轴向肩关节轻轻加压，另一手协助控制肘关节维持伸展位（图2-1-3B），可有效地改善肩胛骨向外下方旋转和后撤。

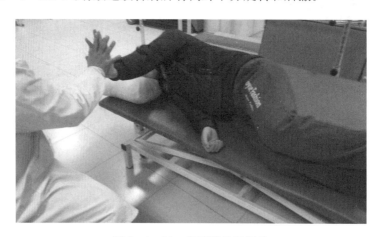

图2-1-3A　肩胛带抗阻训练

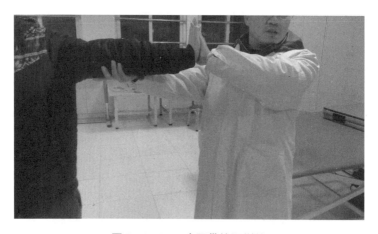

图2-1-3B　肩胛带抗阻训练

【注意事项】

（1）用力要缓和，逐渐加大，随患者抵抗力的大小进行调整。

（2）不得产生疼痛，防止牵拉上肢。

（3）用力要平稳，不得出现突然加力、减力以及冲撞肩关节的手法。

4. 关节压缩训练

【目的】

（1）提高患侧肢体负重能力。

（2）改善本体感觉障碍。

【动作要领】

（1）患者取前臂支撑的俯卧位,肘关节屈曲90°,前臂和手掌支撑于床面,双手用力下压,颈部呈45°伸展位,治疗师沿肩关节垂直向下施加压力(图2-1-4A)。

（2）患者取坐位,患侧上肢负重,健侧手协助控制患侧肘关节伸展,头转向患侧,体重向患侧上肢转移,压缩肩、肘、腕关节(图2-1-4B)。

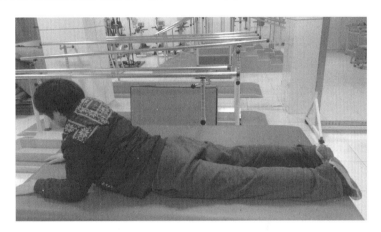

图 2-1-4A 关节压缩训练

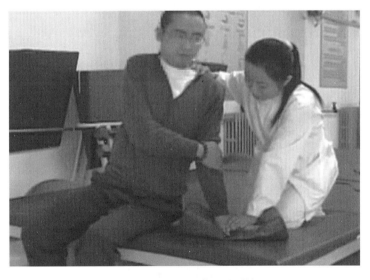

图 2-1-4B 关节压缩训练

【注意事项】

（1）以上训练方法简单易行,是改善上肢本体感觉的有效方法,要坚持自我训练。

（2）协助施加外力时要注意用力均匀,逐渐加压,保护肩关节。

第二节 抑制上肢痉挛训练

1. 被动运动

【目的】

（1）抑制上肢屈肌痉挛。

（2）被动运动上肢近端，改善运动功能。

【动作要领】

（1）在充分活动肩胛骨的基础上，治疗师一手控制患手使四指伸展，另一手拇指抵于患者手背，其余四指压迫患手大鱼际肌，并控制伸展、外展。治疗师用前臂固定肘关节下方，保持患者呈腕关节背伸、手指伸展、肘关节伸展的体位，轻提上肢，使肩关节向前伸出，同时完成肩关节上举动作（图2－2－1A）。

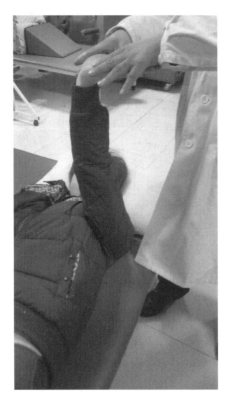

图2－2－1A 抑制上肢痉挛被动运动

（2）如患者可以完成上举动作，治疗师在维持患者上肢呈抑制痉挛体位的状态下向水平外展方向运动。当达到90°外展时，稍停片刻，然后嘱患者屈曲肘关节，但不得过度用力，治疗师协助患手完成触摸自己前额的动作（图2－2－1B）。

（3）维持以上手法，协助完成肩关节屈曲90°的训练（图2－2－1C）。

（4）当卧位训练完成较好时可以改换体位，如坐位或立位的训练（图2－2－1D）。

以上运动模式以被动运动为主,当患者能够配合时,可以转换为以患者为主的辅助主动运动。

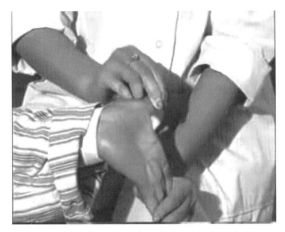

图 2－2－1B　抑制上肢痉挛被动运动

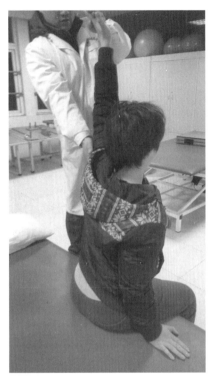

图 2－2－1D　抑制上肢痉挛被动运动

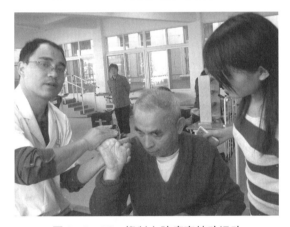

图 2－2－1C　抑制上肢痉挛被动运动

【注意事项】

(1) 抗痉挛的被动运动关键在手法。速度缓慢、动作柔和、控制点准确、被动运动与患者的控制相结合,是必不可缺的四大要领。

(2) 禁忌粗暴手法。硬搬、硬拉的错误手法会导致痉挛加重和软组织损伤。

2.上肢共同运动抑制训练

【目的】

(1) 诱发上肢分离运动。

(2) 缓解上肢痉挛。

【动作要领】

(1) 患者取仰卧位,患侧肩关节屈曲 90°,肘关节屈曲 90°,治疗师可以给予保持此姿势有困难的患者适量的辅助(图 2－2－2A)。

(2) 治疗师协助控制肘关节上方,维持肩关节屈曲位,诱发肘关节伸展。此运动模式是在破坏上肢屈肌联带运动基础上出现分离运动,上肢功能处在 Brunnstrom Ⅲ阶段以前的患者均难以完成,对抑制上肢痉挛,提高功能水平均有较好的作用(图 2－2－2B)。

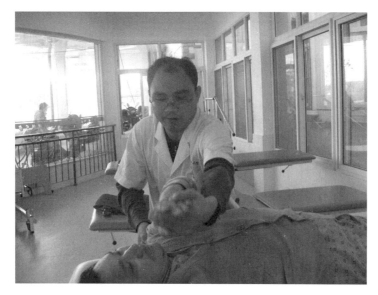

图 2－2－2A　上肢联带运动抑制

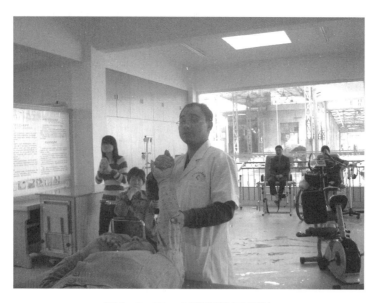

图 2－2－2B　上肢联带运动抑制

【注意事项】

（1）开始训练时，治疗师给予较大的辅助量，逐渐过渡到独立控制姿势水平，最后完成随意动作。

（2）训练中要以理解和体会运动感觉为主，不可过于用力，防止疲劳。

3. 滚桶训练

【目的】

（1）抑制患侧上肢屈肌痉挛。

（2）诱导患侧上肢出现分离运动。

【动作要领】

(1) 患者在治疗台前取坐位,台面上放置滚桶,患者双手交叉,患侧拇指在健侧拇指上方,双侧腕关节置于滚桶上(图2-2-3A)。

(2) 治疗师站在患侧,嘱患者利用健侧上肢完成以下动作:肩关节屈曲→肘关节伸展→前臂旋后→腕关节背伸。将滚桶推向前方(图2-2-3B)。

(3) 在健侧上肢协助下,完成以下动作:肩关节伸展→肘关节屈曲→前臂旋前→腕关节背伸。将滚桶返回原位。以上动作反复进行。

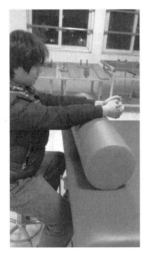 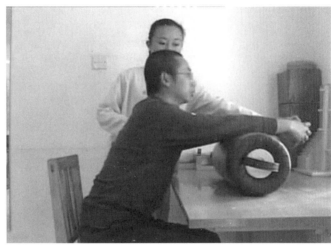

图2-2-3A　滚桶训练　　　　　　　图2-2-3B　滚桶训练

【注意事项】

(1) 掌握动作要领。

(2) 治疗师要认真矫正错误动作模式,防止躯干出现代偿动作。

(3) 运动速度要缓慢。

4. 上肢近端控制训练

【目的】

(1) 活动近端,抑制上肢屈肌痉挛。

(2) 训练前臂主动旋后功能。

(3) 为患者掌握用刀切东西、持杯喝水等日常生活动作打基础。

【动作要领】

(1) 患者取坐位,双手握体操垫,两手间距离与肩同宽,双肩屈曲,肘伸展,肘关节支撑在治疗师的腿上,治疗师协助患者握拳,同时维持胸关节背伸。

(2) 治疗师另一手置于患者下腹部,诱导患者脊柱屈曲(图2-2-4A)。

(3) 在保持上肢及患手正确姿势下,治疗师的手置于脊柱诱导躯干伸展(图2-2-4B)。

(4) 痉挛被抑制后,前臂旋后,单手持棒,保持体操棒呈水平状态。然后在治疗师的指导下完成前臂旋前、旋后控制运动(图2-2-4C)。

【注意事项】

（1）近端躯干的屈曲、伸展，可有效地抑制上肢远端的肌紧张，应坚持训练。

（2）上肢支撑在治疗师的腿上，以免造成患侧肩关节损伤。

（3）以上动作完成后，可改为双手掌心向上，继续练习，提高分离运动水平。

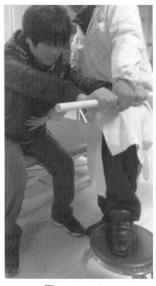 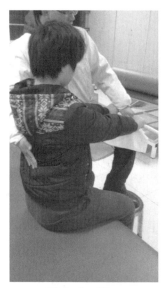 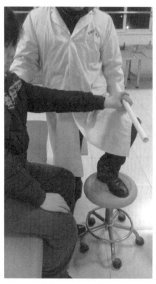

| 图 2-2-4A | 图 2-2-4B | 图 2-2-4C |
| 上肢近端控制训练 | 上肢近端控制训练 | 上肢近端控制训练 |

5. 木钉板训练

【目的】

（1）练习患侧上肢支撑，提高上肢近端控制能力。

（2）抑制患侧上肢屈肌痉挛。

（3）缓解躯干痉挛。

【动作要领】

（1）患者坐在治疗台前，双足平放于地面，患侧上肢肘关节伸展，腕关节背伸，手指伸展、外展，支撑在凳子上（图2-2-5A）。

（2）在患侧放一块木制插板，嘱患者旋转躯干，利用健侧收取木钉放在健侧身旁的木钉板上，然后将木钉板放回原处（图2-2-5B）。

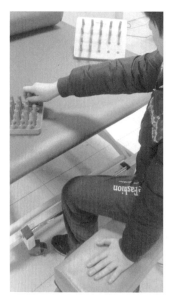 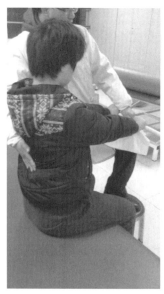

图 2-2-5A 木钉板训练　　图 2-2-5B 木钉板训练

【注意事项】

（1）臀部不得离开桌面。

（2）健手从患侧取木钉时重心向患侧上肢转移。

（3）患侧足始终不得离开地面。

第三节　上肢分离运动诱发训练

1. 患手摸肩训练

【目的】

（1）抑制上肢屈肌联带运动。

（2）诱发上肢分离运动。

【动作要领】

（1）患者取坐位，躯干伸展，头抬，颈直，下肢自然放松，治疗师一手扶患肩，另一手轻托患手，诱导患者完成肩关节屈曲、肘关节伸展动作（分离运动）（图2-3-1A）。

（2）治疗师一手固定肘关节，另一手轻轻扶持患手手指，完成肩关节屈曲、肘关节屈曲动作，然后，用患手摸健侧肩关节（分离运动），完成肩关节屈曲、内收、内旋动作（图2-3-1B）。

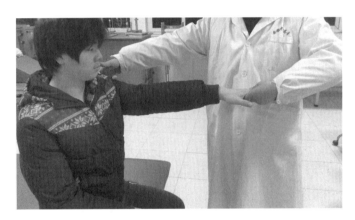

图2-3-1A　患手摸肩训练

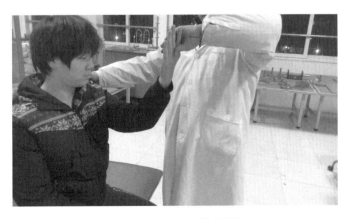

图2-3-1B　患手摸肩训练

（3）以相反的动作顺序返回原姿势。

【注意事项】

（1）患者双足着地，全身呈放松状态。

（2）动作要缓慢，练习体会正确的动作模式。

（3）治疗师要以正确的动作模式进行输入性训练，如有阻力可逐渐增加辅助力量。及时矫正患者错误的运动模式，抑制痉挛。

2. 肘关节屈曲触头训练

【目的】

（1）抑制上肢痉挛。

（2）强化上肢分离运动。

【动作要领】

（1）患者取坐位，患手置于健侧肩关节，肘关节上举触头，然后，放下肘关节触胸部，如此反复训练，可强化肩关节内收、内旋状态下的肩关节屈伸动作（图2-3-2A）。

（2）在肩关节内收、内旋状态下，患手抬健侧肩关节，反复进行，可有效地缓解上肢痉挛，如完成有困难，治疗师可给予辅助（图2-3-2B）。

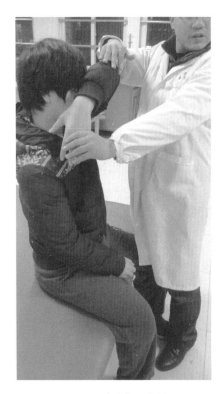 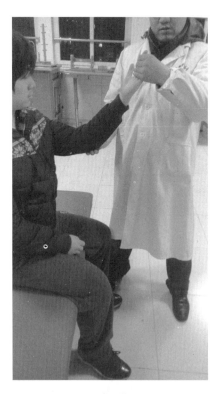

图2-3-2A　肘关节屈曲触头训练　　　图2-3-2B　肘关节屈曲触头训练

【注意事项】

（1）躯干伸展，不得低头。

（2）动作速度要尽量缓慢。

（3）要尽量减少治疗师的辅助量。

3. 肩关节半脱位训练

【目的】

（1）改善肩胛带的弛缓状态。

（2）易化上肢近端的控制功能，抑制远端痉挛。

【动作要领】

（1）患者在治疗台前取坐位，患手放在球上控制不动。治疗师协助调整姿势，使肩胛骨尽量外旋，上肢前伸，两侧肩呈水平状态（图2-3-3A）。

（2）治疗师在患者进行维持训练时可以与其交谈，分散其注意力。对控制有困难的患者可以协助患手保持腕关节背伸及远端的固定。根据患者功能水平的不同可以设计不同的运动模式，加大训练难度（图2-3-3B）。

（3）对近端弛缓的肌群，如三角肌中部、后部纤维，冈上肌，菱形肌等可施用叩打方法。叩打前要调整患侧上肢呈抑制痉挛模式体位（肘关节伸展，腕关节背伸，手指伸展，平放在治疗台上）。治疗师用大腿压住患手维持远端的固定和稳定，防止叩打手法对痉挛的影响。叩打手法节奏要快，力量均匀，用手指指腹接触患者身体（图2-3-3C）。

（4）上肢操球对肩关节半脱位有较好效果。

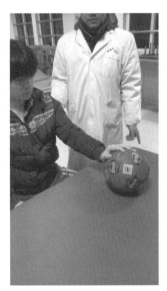 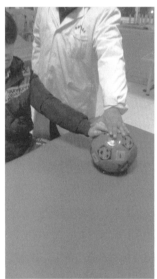 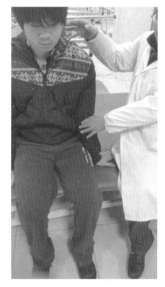

图2-3-3A　　　　　　　图2-3-3B　　　　　　　图2-3-3C
肩关节半脱位训练　　　　肩关节半脱位训练　　　　肩关节半脱位训练

【注意事项】

（1）强调全身放松状态。

（2）固定远端，抑制痉挛。

（3）叩击手法的轻重，根据病人耐受程度调整。

（4）坚持每日2～3次训练，不可中断。

4. 上肢分离运动强化训练

【目的】

（1）抑制上肢联带运动。

（2）诱发上肢分离运动。

【动作要领】

（1）患者面对墙壁，双手抵住墙壁使肩关节屈曲 90°，肘关节伸展；即当肩关节屈曲时，肘关节同时出现屈曲的屈肌联带运动。强化肩关节屈曲、肘关节伸展、腕关节背伸（Brunnstrom Ⅳ阶段）的分离运动（图 2-3-4A）。

（2）健侧手离开墙壁，身体旋转 90°，患侧肩关节外展 90°，肘关节伸展，从而抑制肘关节伸展时，肩关节内收、内旋的上肢伸肌联带运动。强化肩关节外展、肘关节伸展、腕关节背伸（Brunnstrom Ⅴ阶段）的分离运动（图 2-3-4B）。

（3）患者双手交叉，利用健侧上肢带动患侧上肢上举，保持肘关节、躯干伸展，身体重心向患侧转移，强化上肢分离运动（图 2-3-4C）。

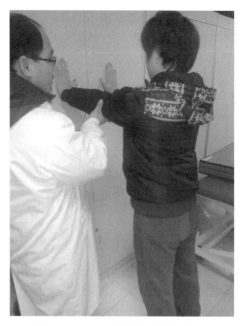

图 2-3-4A　强化上肢分离训练

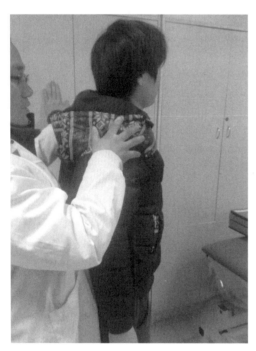

图 2-3-4B　强化上肢分离训练

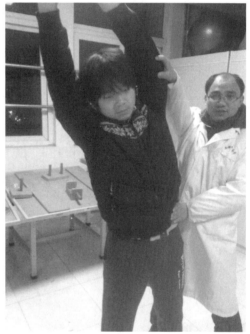

图 2-3-4C　强化上肢分离训练

【注意事项】

（1）以上动作，对上肢功能处于 Brunnstrom Ⅲ阶段水平的偏瘫患者有一定难度。开始时治疗师给予辅助，然后逐渐减少辅助量，达到分离运动水平。

（2）进行第 3 项训练时要注意肩胛骨的运动水平，如患者肩胛骨的运动功能差，治疗师应协助完成肩胛胸壁关节与肩锁关节按 1∶2 比例的关系进行的正常模式的运动，防止关节损伤。

5. 上肢操球训练

【目的】

（1）提高上肢近端控制能力。

（2）治疗肩关节半脱位。

（3）缓解上肢痉挛。

【动作要领】

患者取坐位，治疗师位于患侧，根据患者功能情况予以适当的辅助。

第一节：患手交叉，置于球上，尽最大可能将球滚向前方。治疗师双手扶持患者肩关节，矫正姿势（可缓解痉挛，促进重心向患侧转移）（图2-3-5A）。

第二节：将球向患侧滚动（促进重心向患侧转移）（图2-3-5B）。

第三节：健侧手放在膝关节上方，患手置于球上，利用肘关节的屈曲、伸展完成球的向前滚动（练习肩关节屈曲、肘关节的屈伸动作）（图2-3-5C）。

第四节：患手将球向后滚动（练习腕关节背伸及手指伸展动作）（图2-3-5D）。

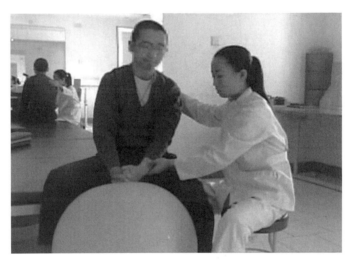

图2-3-5A 上肢操球训练

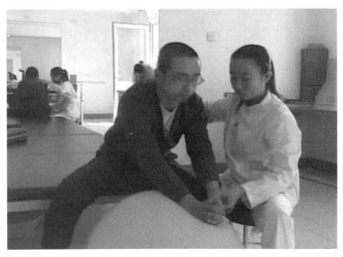

图2-3-5B 上肢操球训练

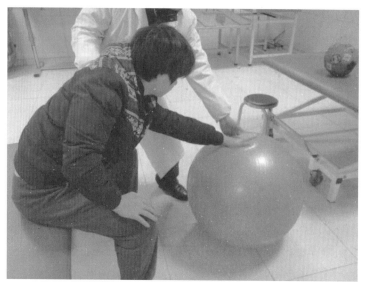

图 2－3－5C　上肢操球训练

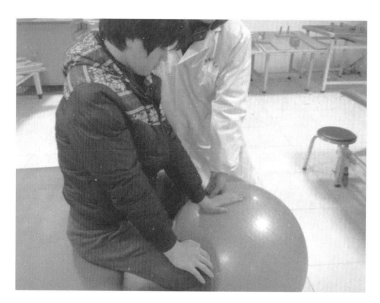

图 2－3－5D　上肢操球训练

【注意事项】

（1）第一节，躯干伸展，肘关节伸展，患肢尽量前伸。

（2）第二节，不仅仅完成上肢的运动，还要配合身体的重心转移。

（3）第三节，手指伸展，不得屈曲，肩关节不得出现代偿动作。

（4）第四节，防止出现躯干、肩、肘关节的代偿动作。

第四节 手指屈曲痉挛抑制法

1. 抑制手指痉挛屈曲手法

【目的】

(1) 缓解上肢、手指屈肌痉挛。

(2) 预防关节痉挛。

(3) 促进上肢反手的功能改善。

【动作要领】

(1) 上肢屈肌痉挛的典型模式为肩关节内收、内旋,肘关节屈曲、前臂旋前,肘关节掌屈,拇指内收,四指屈曲。缓解痉挛的手法:首先用治疗师的四指紧握(按压)患者的大鱼际肌,将拇指外展。治疗师另一手固定肘关节,将患肢前臂旋后,停留数秒,痉挛的手指即可自动伸展。分解动作见图 2 - 4 - 1A、图 2 - 4 - 1B、图 2 - 4 - 1C。

(2) 将痉挛缓解的上肢放在抗痉挛体位(图 2 - 4 - 1D)。

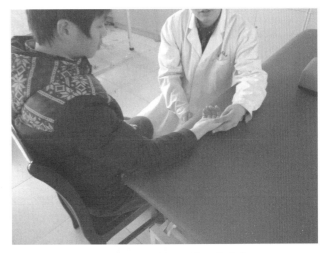

图 2 - 4 - 1A 抑制手指屈曲痉挛

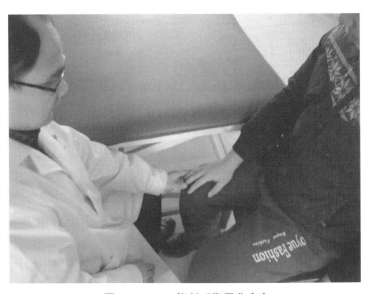

图 2 - 4 - 1B 抑制手指屈曲痉挛

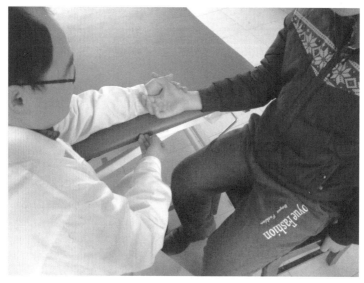

图 2-4-1C　抑制手指屈曲痉挛

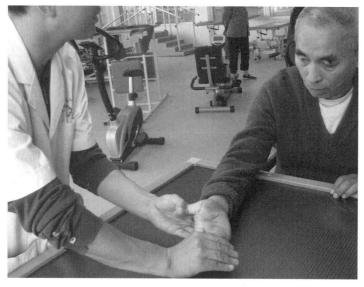

图 2-4-1D　抑制手指屈曲痉挛

【注意事项】

（1）在做任何训练之前，促使痉挛的肢体通过手法得到缓解。

（2）手法操作要柔中有刚，防止粗暴，不得出现疼痛刺激。

（3）对待痉挛，应让患者明白，如何逐渐掌握控制的方法，仅用被动手法是不可能得到根本解决的。

2. 兴奋性刺激促进手指伸展动作

【目的】诱发手指伸展运动。

【动作要领】治疗师一手托住患侧上肢，另一手手指伸展，从患者肘关节伸肌群起始部开始，快速向指尖方向滑扫（图 2-4-2A）。当治疗师的手滑扫到患者手背时，稍向下压并加速,到患者手指处时,减轻肩下的压力,迅速离开患者手指。一般进行 2～3 次手法按压手指即可伸开(图 2－4－2B)。如仍不能伸展,治疗师一手固定患手的近端(腕关节)使之被动掌屈,另一手扶持手指,用缓慢、低声的语言指示患者"放松、伸手"同时慢慢协助患者完成手指的伸展。

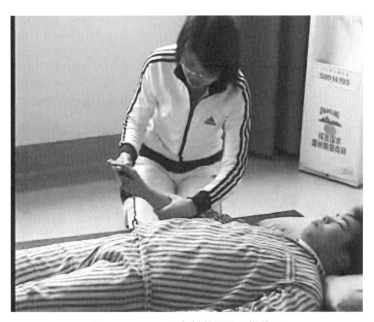

图 2－4－2A　兴奋刺激促进手指伸展

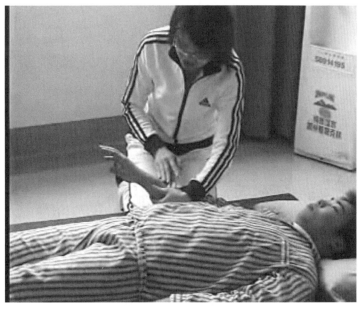

图 2－4－2B　兴奋刺激促进手指伸展

【注意事项】

(1) 实施刺激手法后,让患者练习全手指的伸展。

(2) 治疗师训练患者完成手指放松和伸展动作时,手法要轻、慢、柔和,要根据病人用力的准确与否提出鼓励或矫正,使病人掌握正确的运动感觉。

3. 腕关节背伸、手指伸展动作诱发训练

【目的】

(1)诱发腕关节背伸、手指伸展动作模式。

(2)体会、掌握控制手指痉挛的方法。

【动作要领】

(1)患者在桌前取坐位,双侧肘支撑,两手托腕,保持前臂旋后、腕关节背伸、手指伸展的动作模式。让患者自己体会双手在面部受力有何不同和如何调整(图 2 - 4 - 3A)。

(2)治疗师一手固定患侧腕关节,一手将患手扶持离开脸颊,然后让患者慢慢恢复放松的姿势,如果患者可以很好地保持放松状态,可进一步扩大腕关节伸展的角度(图 2 - 4 - 3B)。

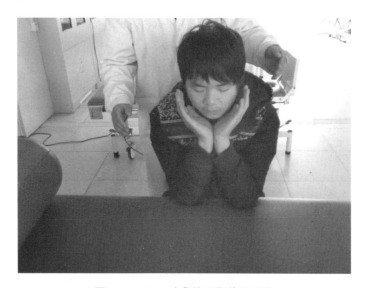

图 2 - 4 - 3A　腕背伸手指伸展诱发

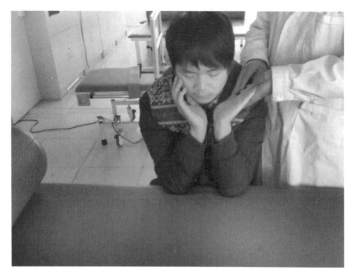

图 2 - 4 - 3B　腕背伸手指伸展诱发

【注意事项】

(1) 患手的手指始终保持伸展。

(2) 腕关节背伸的角度,可在保证手指不出现屈曲的条件下逐渐扩大。

(3) 不要单纯完成动作,而要让患者自己体会两手动作的差异,从而进行调整。

第五节　上肢功能其他训练方法

1. 磨板训练

【目的】

(1) 利用健侧上肢的辅助,诱导患肢分离运动。

(2) 利用磨台角度的调节和磨具的重量、磨板的变换,设计上肢实用性运动模式的组合,提高上肢运动功能。

【动作要领】

(1) 患者坐在磨板前方,根据患者上肢功能水平调节好磨板的角度(一般可调至45°)(图2-5-1A)。

(2) 对上肢功能较差的患者,如Brunnstrom第Ⅲ阶段以下者,可选用双扶手磨具,利用健侧上肢带动患肢完成肩关节屈曲、肘关节伸展、腕关节背伸的运动,治疗师协助患手固定磨具手把,另一手促进肘关节的伸展(图2-5-1B)。

(3) 随着患者上肢功能水平的提高,可改为双侧上肢旋后位抓住磨具,完成上肢的屈曲动作训练(图2-5-1C)。

(4) 根据患手功能的需要,可使用单手垂直把手磨具,完成肩关节外展、肘关节伸展、腕关节背伸的分离运动诱发训练(图2-5-1D)。

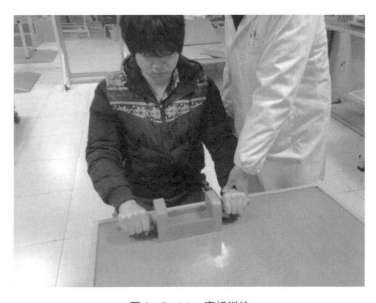

图2-5-1A　磨板训练

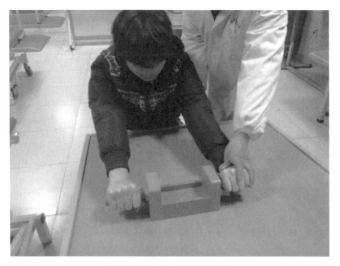

图 2 - 5 - 1B　磨板训练

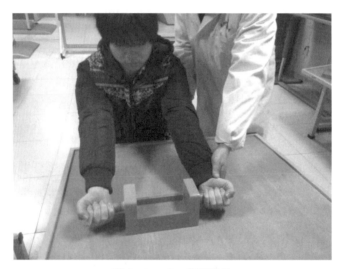

图 2 - 5 - 1C　磨板训练

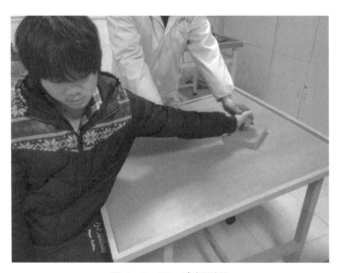

图 2 - 5 - 1D　磨板训练

【注意事项】

（1）训练时不要盲目要求磨板角度的提高和磨具重量的增加，而要强调动作的准确。

（2）上肢肩、肘、腕关节的协调运动是训练的重点，防止躯干的代偿动作。

（3）根据患者上肢功能水平的不同，可以设计各种运动模式的诱发训练。

2. 缓解肩关节疼痛手法

【目的】

（1）缓解肢体因负重或运动产生的疼痛。

（2）改善运动功能。

【动作要领】

（1）患者取仰卧位，在保持肘关节伸展的姿势下，做肩关节伸展——内收——内旋的动作。在疼痛较轻的关节活动范围内，对胸大肌、手指屈肌群进行牵伸刺激并指示患者做等长性收缩。治疗师一手握患者四指向上方牵引，另一手握患者前臂向外展方向施加外力，使患者完成等长运动（图 2－5－2A）。

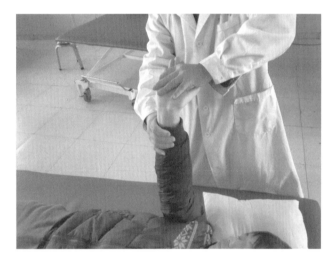

图 2－5－2A　缓解肩关节疼痛

（2）胸部常见痛点：肩胛骨的脊柱缘内上角、中点、内下角、大圆肌肌腹、肩峰下痛点及爆突处痛点等六个，治疗师用拇指按压以上部位寻找明显的痛点，然后一手固定上肢近端，另一手拇指以肌腱纵轴相垂直的方向左右弹拨，再按压肌肉的抵止端取镇定手法约 10 秒，最后顺肌纤维方向将其舒平理顺（图 2－5－2B）。

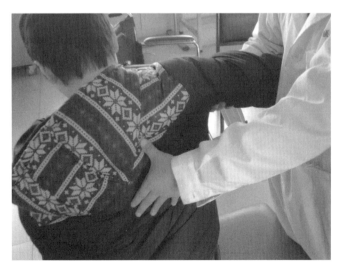

图 2－5－2B　缓解肩关节疼痛

【注意事项】

（1）在不产生疼痛的活动范围内，做无痛性等长运动。

（2）强调旋转抵抗。

（3）患部用毛巾冷敷。

（4）在患者放松的情况下，做辅助主动运动，缓慢活动患部，随时评价疼痛的程度。

（5）痛点按摩手法要柔中有刚，不可过度用力，治疗师要在手法过程中触诊，判定肌肉有无扭结、变硬、痉挛、粘连等变化，结合具体病情施以不同手法。

3. 辅助手能力训练的作业疗法

【目的】

（1）通过作业活动提高双手配合能力，养成使用患手的习惯。

（2）改善患者的心理状态

【动作要领】

（1）剪纸工艺：根据患者的兴趣选择图案，将图案用复写纸印在纸上，用剪刀按图案轮廓的要求，把它剪下来，即可制成精美的工艺品。患手固定，健手裁剪（图2-5-3A）。

（2）书法：用患手固定纸张，健侧手书写（图2-5-3B）。

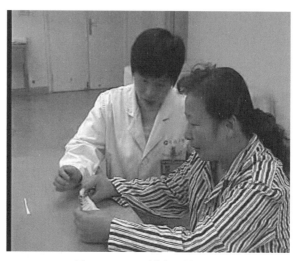

图2-5-3A　辅助手训练

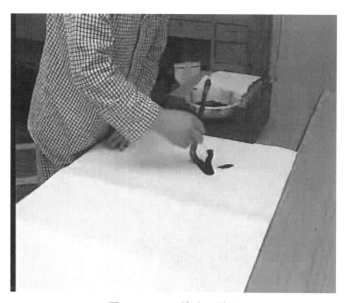

图2-5-3B　辅助手训练

【注意事项】

（1）注意安全，预防外伤。

（2）根据患者兴趣和手的功能水平设计作业活动，原则是让患者体会到成功的喜悦，在增强兴趣坚持创作的基础上得到训练。

4. 实用手功能训练的作业疗法

【目的】

（1）训练双手协调的工作能力。

（2）提高患手精细动作能力。

（3）调整、改善患者心理状态。

【动作要领】

（1）根据患者兴趣不同，选择书法字帖，或风景、图案等。如房子的制作，按患者的爱好，通过木工制作、金工制作，然后组合成房子（图 2－5－4A、图 2－5－4B、图 2－5－4C）。

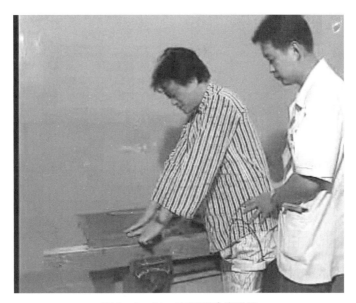

图 2－5－4A 实用手功能训练

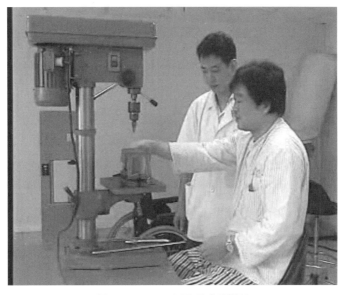

图 2－5－4B 实用手功能训练

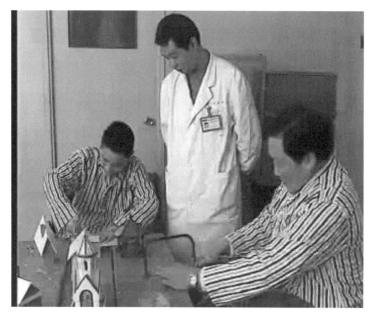

图 2－5－4C　实用手功能训练

（2）用大小不同规格圆锥纸筒，再按工艺品的具体要求涂上颜色、清漆，晾干后组装成各种精美的工艺品（图 2－5－4D）。

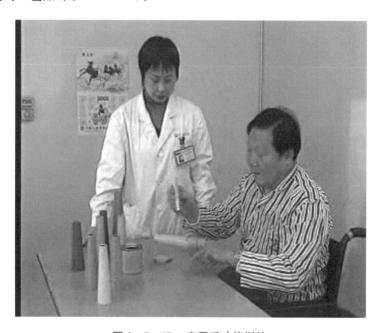

图 2－5－4D　实用手功能训练

【注意事项】精美的工艺品，会引起患者的喜爱。简单、易行的制作方法，会诱使患者亲自动手试一试。治疗师根据患者手功能级别、能力级别，设计切实可操作的训练内容。

第三章　偏瘫患者日常生活活动训练图解

中风患者若要完成独立生活,必须要掌握复杂技能,如家务杂事、购物、做饭、乘车、处理个人事务等,大多数借助于各种工具,所以又称为工具性日常生活照顾。同时要熟练掌握基本日常生活能力,如衣、食、住、行、个人卫生。日常生活能力(ADL)程度严重影响中风患者的生存质量。但他们可以使用一些辅助器具,这样可以减轻患者的功能障碍,提升患者的自我照顾能力,从而提高生活品质。

第一节　更衣训练

1. 穿、脱上衣的训练

【目的】对于上肢功能恢复较差的患者,掌握正确的穿衣方法,可减少穿衣的难度,达到穿衣自理,同时有利于控制上肢的痉挛。

【动作要领】

(1)患者取坐位,健手找到衣领内侧的标志,将衣领朝前平铺在双膝上,将患侧袖口垂直于双腿之间。

(2)患侧上肢先插入衣袖,健手帮助将衣袖近端拉到肩部(图 3 - 1 - 1A);再用健手将另一侧衣袖拉到健侧斜上方,穿入健侧上肢(图 3 - 1 - 1B)。

(3)用健手整理衣服并系好纽扣;脱衣服相反,

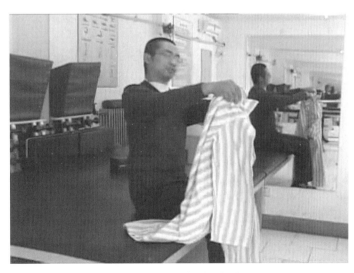

图 3 - 1 - 1A　穿脱上衣训练

先脱健侧,再脱患侧;脱套头衣服时,利用健手从后上方拉衣领后方,退出头部,再退出肩部和双手(图 3 - 1 - 1C)。

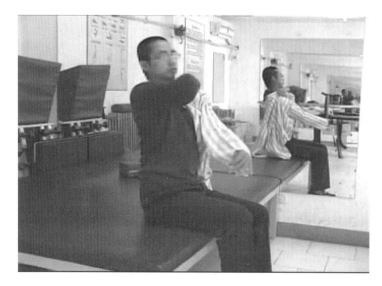

图 3 - 1 - 1B　穿脱上衣训练

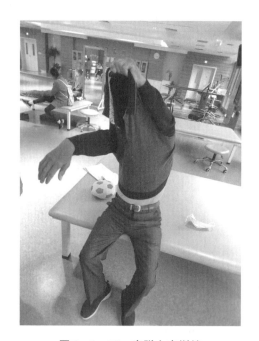

图 3 - 1 - 1C　穿脱上衣训练

【注意事项】

(1) 衣服要宽松,纽扣尽量换成搭扣。

(2) 衣领内下方应该做一个标记。

2. 穿脱裤子的训练

【目的】掌握穿、脱裤子的技能,有利于改善患者心理状态,提高自尊心。

【动作要领】

（1）患者取坐位，健手置于腘窝处，将患者下肢抬起放于健侧膝关节上方（图3－1－2A）。

（2）用健手先穿患侧裤腿，尽量上提；再将患肢放回原处，患脚要平放地面，最后穿健侧，站起整理（图3－1－2B、图3－1－2C）。

（3）脱裤子时，与上述动作顺序相反，先脱健侧，再脱患侧。

【注意事项】

（1）裤子的腰带要改造，尽量使用弹力带。

（2）如果患者平衡能力较差，可以站在床边完成。

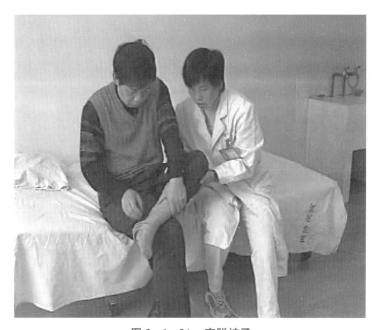

图3－1－2A 穿脱裤子

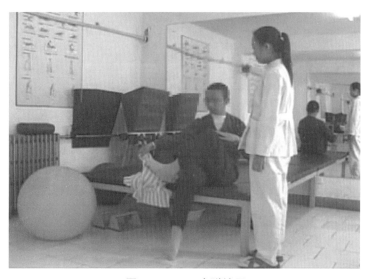

图3－1－2B 穿脱裤子

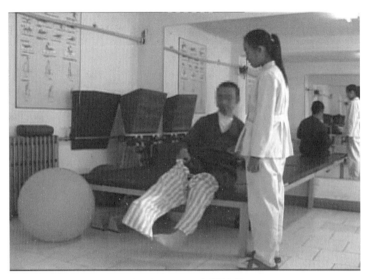

图 3 - 1 - 2C　穿脱裤子

3. 穿、脱鞋、袜的训练

【目的】提高生活自理水平,避免错误日常活动导致病理反应增加。

【动作要领】

(1)患者取坐位,双手将患侧膝关节抬起放于健侧膝关节上方(图 3 - 1 - 3A),健手帮助患足穿鞋、袜(图 3 - 1 - 3B)。

(2)将患侧下肢放回原处,全脚掌着地,重心移至患侧,再将健侧下肢放在患侧下肢上方,穿好健足袜子、鞋。

(3)脱袜子、鞋动作顺序相反。

(4)如果有困难,可使用自助具完成动作(图 3 - 1 - 3C)。

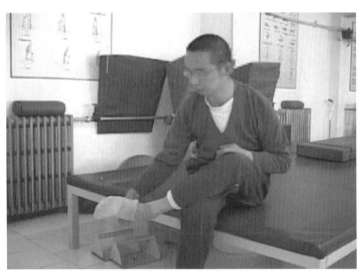

图 3 - 1 - 3A　穿脱鞋、袜

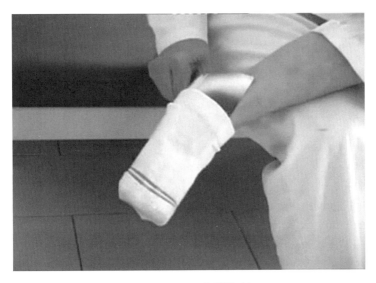

图 3 - 1 - 3B　穿脱鞋、袜

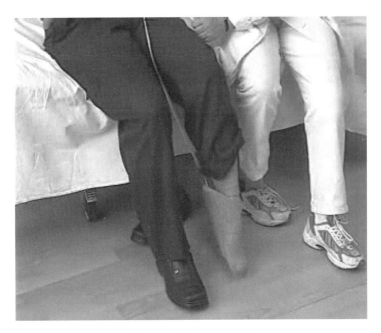

图 3 - 1 - 3C　穿脱鞋、袜

【注意事项】

（1）鞋、袜应放在身边能够到的地方。

（2）鞋子大小要适合，不要过紧；不要穿系鞋带的鞋，尽量使用尼龙搭扣。

第二节　进食训练

进食训练

【目的】

（1）学会使用自助具独立进食。

（2）改善患者心理状态。

【动作要领】

（1）首先为手功能欠佳的患者设计简单易行的自助具，常用的有：①带有吸盘的碗；②碗、盘一侧边缘加高或附加挡板；③将万能袖佩戴在利手，可固定饭勺等（图 3－2－1A、图 3－2－1B）。

（2）将饭桌靠近身体，以便可以独立进餐（图 3－2－1C）。

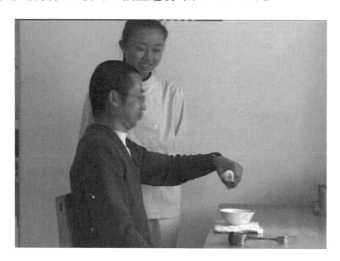

图 3－2－1A　进食训练

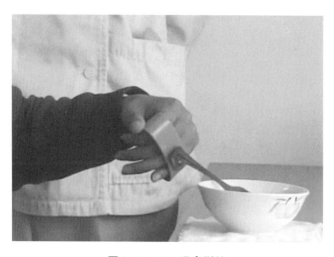

图 3－2－1B　进食训练

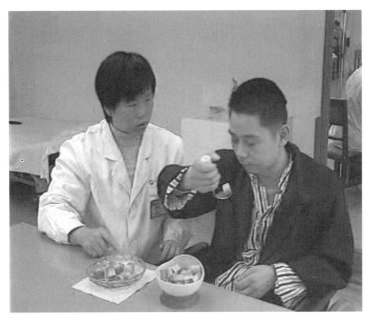

图 3 - 2 - 1C　进食训练

【注意事项】

(1) 万能袖带具有多种功能,可以插牙刷、笔、叉子、计算机操作棒等。

(2) 就餐时要调整桌椅的位置,保证患者姿势对称。

第三节　个人卫生训练

清洗健侧上肢训练

【目的】提高患者生活自理能力。

【动作要领】

(1) 患者坐在洗手池前,池中放满水,用健侧手打开水龙头调节水温,将患侧上肢放在盆内,两侧姿势对称。以上条件可以保证患侧清洗达到腋窝高度。

(2) 洗健侧时,将肥皂涂于毛巾表面,放在池边,利用健侧上肢的运动清洗(图 3 - 3 - 1A)。

(3) 拧干毛巾的方法:可将毛巾套在水龙头上,利用健手拧干(图 3 - 3 - 1B)。

(4) 擦干健侧上肢时,将毛巾放在健侧腿上,利用健侧上肢及躯干的屈曲、伸展将健侧上肢擦干(图 3 - 3 - 1C)。

(5) 清洗假牙或指甲,可用带有吸盘的毛刷、指甲锉等,固定在水池边缘,操作起来很方便(图 3 - 3 - 1D)。

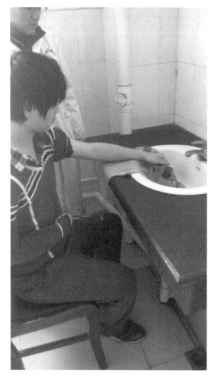

图 3 - 3 - 1A 个人卫生训练

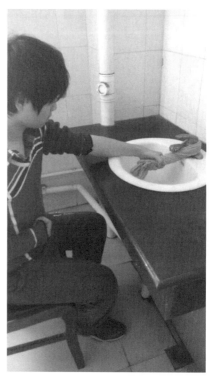

图 3 - 3 - 1B 个人卫生训练

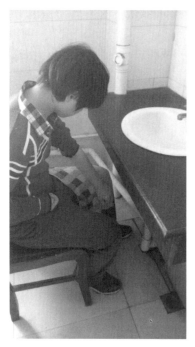

图 3 - 3 - 1C 个人卫生训练

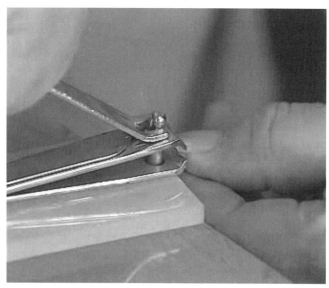

图 3 - 3 - 1D 个人卫生训练

第四节 转移训练

一、床与轮椅转移

1. 在辅助下从床到轮椅的转移

【动作要领】椅子侧放在偏瘫患者健侧；治疗师面向患者，双足站稳抵住患者的足，用膝顶住患者膝部；双手搂住腰部，帮助站起，并向健侧移动，使其重心移在健腿上，并以此为轴转向健侧，使臀部对准椅面。帮助患者慢慢坐到椅子上；如果患者健手可以活动，可让其扶住椅面以增加稳定和安全感（图3-4-1A）。

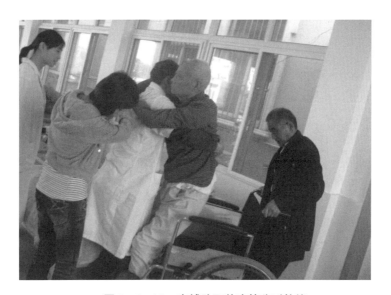

图3-4-1A 在辅助下从床转移到轮椅

2. 独立从床到轮椅的转移

【动作要领】患者坐在床边，双脚着地，将椅子放在健侧；用健手扶住椅子扶手，身体略向前倾；用健侧上肢支撑身体站起，重心落在健脚上；以健腿为轴，向健侧转动身体，将臀部对准椅面，缓慢坐下；如非扶手椅，健手可支托在椅子的一角上（图3-4-1B、图3-4-1C、图3-4-1D）。

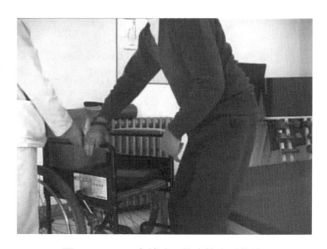

图3-4-1B 在辅助下从床转移到轮椅

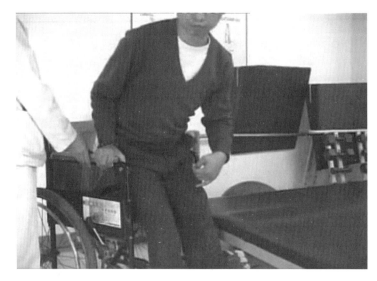

图 3 - 4 - 1C　在辅助下从床转移到轮椅

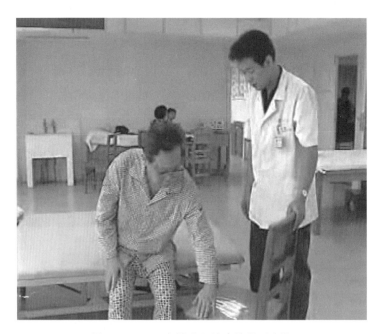

图 3 - 4 - 1D　在辅助下从床转移到座椅

二、轮椅与床转移

1. 在辅助下从轮椅转移到床

【动作要领】将轮椅中患者健侧靠近床边，刹车，脚踏板竖起；治疗师面向患者双足站稳抵住患者的足，用膝顶住患者膝部；双手搂住腰部，帮助站起，并向健侧移动，使其重心移在健腿上，并以此为轴转向健侧，使臀部对准床面。帮助患者慢慢坐到床上（图 3 - 4 - 2A）。

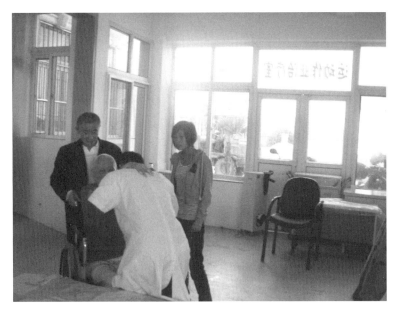

图 3 - 4 - 2A　辅助下从轮椅转移到床

2. 独立从轮椅到床

【动作要领】将轮椅中患者健侧靠近床边,在与床边成 30～45°时,刹车,竖起脚踏板。双足前脚掌着地,双侧膝关节屈曲不得超过 90°,患者身体重心前移,健手扶轮椅扶手起立。然后,健腿向前方迈出一步,以健侧腿为轴,身体旋转,用健手支撑床面,重心前移,弯腰慢慢坐下(图 3 - 4 - 2B、图 3 - 4 - 2C)。

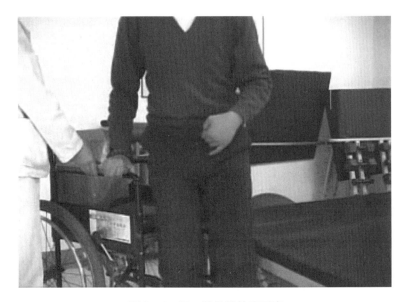

图 3 - 4 - 2B　从轮椅转移到床

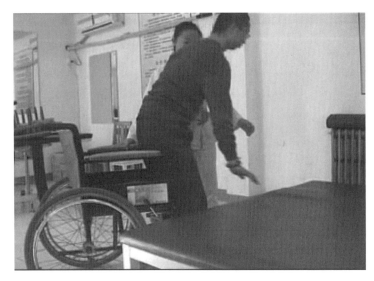

图 3 - 4 - 2C　从轮椅转移到床

三、轮椅与普通座椅转移

1. 从轮椅转移到普通座椅

【动作要领】驱动轮椅,正对椅子,与椅子成 90°,刹住轮椅,移开脚踏板。用健足与健手支起身体;以健足为支撑轴移动身体,用健手放在椅面上扶好慢慢坐下(图 3 - 4 - 3A、图 3 - 4 - 3B、图 3 - 4 - 3C)。

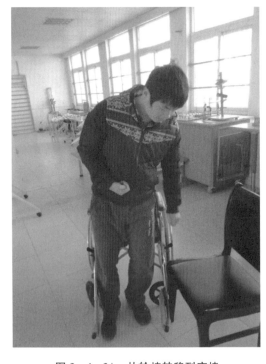

图 3 - 4 - 3A　从轮椅转移到座椅

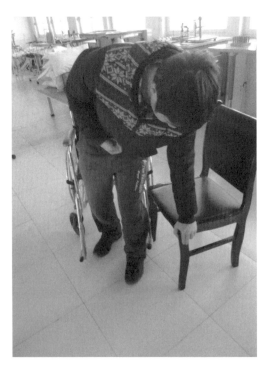

图 3 - 4 - 3B　从轮椅转移到座椅

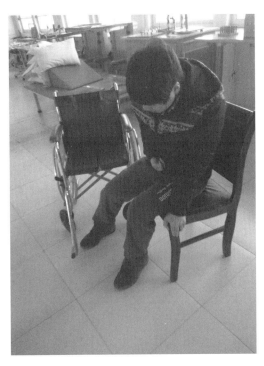

图 3 - 4 - 3C　从轮椅转移到座椅

2. 从普通座椅转移到轮椅

【动作要领】先将轮椅拉近椅子，并与椅子成 30~45°夹角，刹住轮椅，移开足踏板；用健手扶住轮椅扶手，用健足支起身体；将健手移至另一侧扶手上，以健足为轴，转动身体，坐到轮椅上(图 3 - 4 - 3D、图 3 - 4 - 3E)。

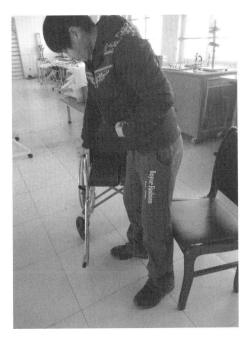

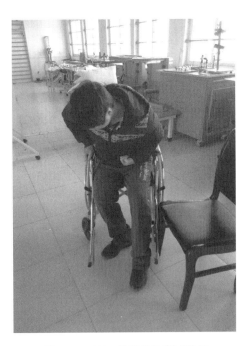

图 3 - 4 - 3D　从座椅转移到轮椅　　　　　　**图 3 - 4 - 3E　从座椅转移到轮椅**

四、轮椅与坐厕转移

【动作要领】轮椅与坐厕成30～40°,刹住车闸,向两侧旋开脚踏板,用健足站起、弯腰,用健手抓住坐厕对侧扶手,如无扶手则在远端的坐厕圈盖上,以健腿为轴转动身体,使臀对正坐厕,坐下(图3-4-4A、图3-4-4B)。

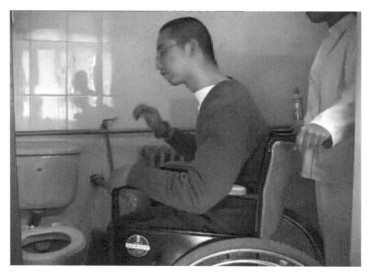

图3-4-4A 从轮椅转移到坐厕

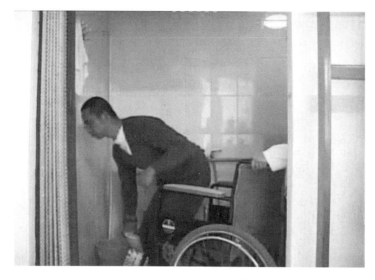

图3-4-4B 从轮椅转移到坐厕

五、乘轮椅开、关门训练

【动作要领】将轮椅停在门把手的斜前方;健侧开门,然后驱动轮椅进门;轮椅进门后,反手将门关上(图3-4-5A、图3-4-5B)。

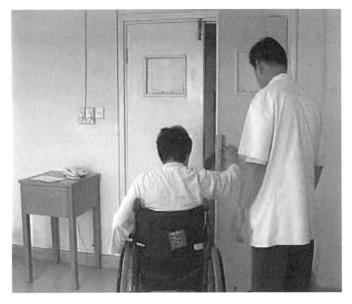

图 3-4-5A　乘轮椅开、关门

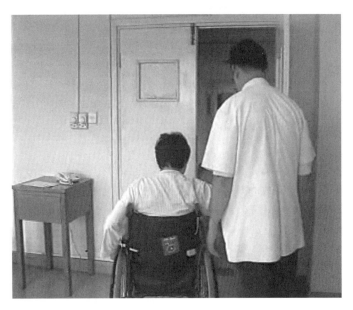

图 3-4-5B　乘轮椅开、关门

第五节　上、下楼梯训练

1. 上楼梯训练

【目的】

（1）抑制下肢屈肌共同运动。

（2）训练身体重心转移。

（3）提高平衡功能水平。

（4）提高日常生活动作能力。

【动作要领】

（1）治疗师站在患侧后方，一手协助控制患侧膝关节，另一手扶持患者健侧腰部，协助将重心转移至患侧，健侧足蹬上一层台阶（图3-5-1A）。

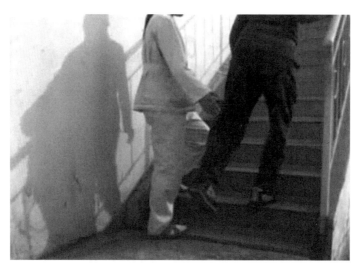

图3-5-1A 上楼

（2）治疗师协助患者重心充分向前移动，健侧下肢在高一层台阶上支撑时，治疗师一手固定健侧骨盆，用前臂紧贴靠患者的躯干使其有安全感。同时另一手从膝关节上方滑至小腿前面，协助患侧足抬起，髋关节、膝关节屈曲，将患足置于高一层台阶上。如此反复交替，逐渐减少治疗师的帮助，达到独立上楼梯的目的。

（3）当患者可以独立完成时，治疗师协助的方法改为扶持骨盆，诱导重心转移，使患者动作准确规范（图3-5-1B）。

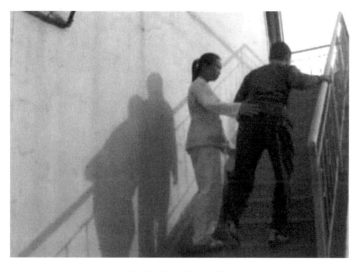

图3-5-1B 上楼

【注意事项】

(1) 从训练开始起,就要用正确的方法指导(一层一足法),不得使用两脚可在一层阶梯支撑的方法(一层两足法)。

(2) 扶楼梯扶手要尽量轻,不得使用前臂依托。

(3) 随着水平的提高,嘱患者放开扶手,治疗师的辅助量减少到只协助控制骨盆,直至患者独立完成。

2. 下楼梯训练

【目的】

(1) 抑制下肢伸肌共同运动。

(2) 提高平衡功能水平。

(3) 练习重心转移。

(4) 提高日常生活动作能力。

【动作要领】

(1) 治疗师在患侧,患者轻扶楼梯扶手。患侧足先下一层台阶,治疗师手置于患膝上方,稍向外展方向诱导,防止下肢内收,协助完成膝关节的屈曲及迈步动作,另一手置于健侧骨盆处,用前臂保护患侧腰部,并将身体重心向前方移动(图 3-5-2A)。

(2) 当健侧下肢向前方迈步时,治疗师的手保持原来的位置,另一手继续让骨盆向前方推移。

(3) 患侧下肢在下一层台阶上支撑时,治疗师要防止下肢出现伸肌模式(髋关节内收、内旋,膝关节伸展,踝关节跖屈、内翻)(图 3-5-2B)。

(4) 当上、下楼动作能较准确地完成时,改在建筑物内的楼梯处练习。

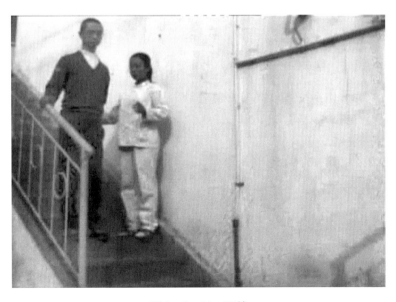

图 3-5-2A 下楼

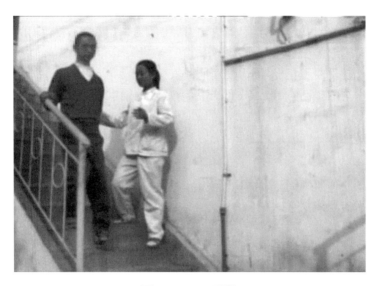

图 3－5－2B　下楼

【注意事项】

（1）下楼难度要比上楼大,尤其患侧足下楼时,受伸肌联带运动的影响出现内收、内旋,踝关节跖屈、内翻,脚不能放下,而增加患者恐惧感,治疗师要给予适当的辅助以消除不安。

（2）对跖屈、内翻严重的患者,可在患足用弹力绷带固定,或配戴短下肢矫形器。

（3）训练开始时可以轻扶楼梯扶手,直至独立完成。

第六节　家务劳动训练

【目的】练习利用辅助具完成身边活动,提高患者生活自理能力。

【动作要领】洗菜:在水池边固定带吸盘的刷子和带吸盘的洗涤灵的盒子。切菜:在普通切菜板上安装三枚钉子,顶头朝上,用于固定块状蔬菜,解决患手不能固定的困难。患者可利用健手进行拖地、收拾床上用品等（图 3－6－1A、图 3－6－1B、图 3－6－1C、图 3－6－1D）。

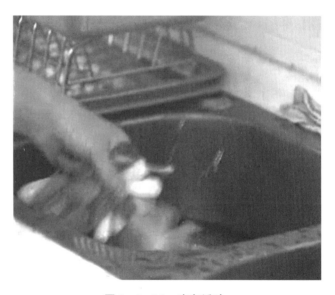

图 3－6－1A　家务活动

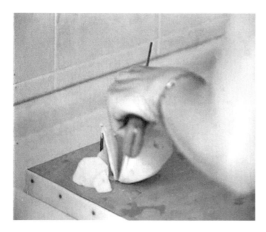

图 3‑6‑1B　家务活动

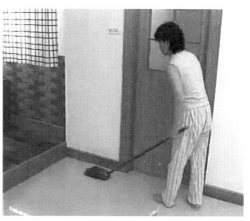

图 3‑6‑1C　家务活动

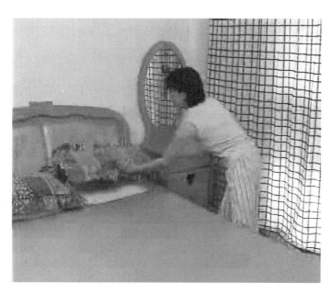

图 3‑6‑1D　家务活动

【注意事项】

（1）如果患者下肢水平功能低下，可以乘坐轮椅进行上述活动。

（2）患者要充满自信，通过设计自助具和室内环境的改造，一般均能达到生活自理。